CURACIÓN CON ANTIOXIDANTES Y ENZIMAS

© Adolfo Pérez Agustí
MADRID
http://www.edicionesmasters.com
edicionesmasters@gmail.com

Diseño portada y maquetación: Roberto-Carlos Pérez
Rodríguez

CURACIÓN CON ANTIOXIDANTES Y ENZIMAS

Al igual que el oxígeno nos da la vida también nos la quita poco a poco, nos envejece y nos genera multitud de enfermedades por oxidación. Las afecciones reumáticas, los trastornos del sistema nervioso, las enfermedades cardiovasculares y hasta el mismo cáncer, son inducidos sin lugar a dudas por el oxígeno, nada extraño si tenemos en cuenta que básicamente estamos compuestos de minerales.

Lo mismo que el hierro en presencia de oxígeno se oxida y termina convertido en polvo, nuestro organismo sufre un lento e inexorable camino hasta su propia destrucción. Sin embargo, y del mismo modo que los metales pueden ser protegidos contra la oxidación, nosotros podemos emplear el amplio abanico de antioxidantes disponibles desde hace años en el mercado.

Habitualmente inocuos, pueden constituir un tratamiento para cualquier clase de enfermo, e incluso poderse emplear de modo preventivo.

Junto a estos valiosos nutrientes, las enzimas están escalando posiciones de sumo interés en el mercado de la salud, pues su papel como catalizadores las hace indispensables para numerosos procesos químicos relacionados con la salud, la belleza y la longevidad. Además, la mayoría posee un efecto decisivo contra los radicales libres, lo que les proporciona una importancia vital en la mayoría de las enfermedades.

CAPÍTULO 1

LOS RADICALES LIBRES

La respiración en presencia de oxígeno resulta esencial en la vida celular de nuestro organismo, pero como consecuencia de la misma se producen unas moléculas, los radicales libres, que ocasionan a lo largo de la vida efectos negativos para la salud por su capacidad de alterar el ADN (los genes), las proteínas y los lípidos o grasas.

Radical libre es un átomo o molécula que posee uno o más electrones no apareados girando en sus órbitas externas. Esta condición, químicamente muy inestable, le vuelve muy activo puesto que el electrón impar busca otro electrón para salir del desequilibrio atómico. Para esto quita un electrón a cualquier molécula vecina, es decir que "oxida" la molécula, alterando su estructura y convirtiéndola a su vez en otro radical libre deseoso por captar un electrón. Se genera así una reacción en cadena.

Al tomar electrones de los lípidos y proteínas de la membrana celular, estos elementos no podrán cumplir sus funciones básicas, entre ellas el intercambio de nutrientes o descartar los materiales de deshecho celular, haciendo imposible el proceso de regeneración y reproducción celular. Así, los radicales libres contribuyen al proceso del envejecimiento.

Puesto que en nuestro cuerpo hay células que se renuevan continuamente (piel, intestino, huesos…) y otras que no (células hepáticas, neuronas…), con los años, los radicales libres pueden producir una alteración genética sobre las primeras, aumentando así el riesgo de padecer enfermedades degenerativas, y reducir la funcionalidad de las segundas (las células que no se renuevan), lo que nos lleva al envejecimiento. Hábitos tan comunes como practicar ejercicio físico intenso y competitivo, el tabaquismo, el consumo de dietas ricas en grasas saturadas y la sobreexposición a las radiaciones solares, así como la contaminación ambiental, aumentan la producción de radicales libres.

Afortunadamente no todos los radicales libres son peligrosos pues, por ejemplo, las células del sistema inmune crean radicales libres para matar bacterias y virus, pero si no hay un control suficiente por los antioxidantes, incluso las células sanas pueden ser dañadas.

Estrés oxidativo

Los radicales libres de oxígeno causan daño oxidativo y éste se ha visto implicado en la etiología o patología de más de cien enfermedades diferentes, entre las que se encuentran distintos tipos de cáncer, enfermedades cardíacas y vasculares, diabetes y desórdenes neurovegetativos.

Un radical libre es cualquier molécula que contiene uno o más electrones no pareados y en las células aeróbicas (ricas en oxígeno) existen diversas vías que conducen a la producción de radicales libres derivados del oxígeno. Las fuentes principales son las enzimas asociadas al metabolismo del ácido araquidónico, como la cicloxigenasa, la lipoxigenasa y la citocromo P-450.

Los radicales libres son grandemente reactivos capaces de oxidar muchas estructuras biológicas, dañándolas. Este daño oxidativo es la causa más importante del envejecimiento, el cáncer, la ateroesclerosis, los procesos inflamatorios crónicos y las cataratas, entre las más características.

En determinadas circunstancias, la producción de radicales libres puede aumentar en forma descontrolada, situación conocida con el nombre de *estrés oxidativo*. El concepto expresa la existencia de un desequilibrio entre las velocidades de producción y de destrucción de las moléculas tóxicas que da lugar a un aumento en la concentración celular de los radicales libres. Las células disponen de mecanismos de protección del efecto nocivo de los radicales libres basado en un complejo mecanismo de defensa constituido por los *agentes antioxidantes*.

El estrés oxidativo ocurre en los organismos que, por mala nutrición, enfermedad u otras causas, pierden el equilibrio entre radicales libres y antioxidantes. Es en esta situación de estrés oxidativo en la que se manifiestan las lesiones que producen los radicales libres, que reaccionan químicamente con lípidos, proteínas, carbohidratos y ADN al interior de las células, y con componentes de la matriz extracelular, por lo que pueden desencadenar un daño irreversible que, si es muy extenso, puede llevar a la muerte celular.

La presencia de enzimas como superóxido dismutasa, catalasa y peroxidasas, que veremos luego, que eliminan productos secundarios en las células aeróbicas, sugieren que los aniones superóxidos y el peróxido de hidrógeno son productos secundarios importantes del metabolismo oxidativo.

Esta especie de oxígeno tóxico puede clasificarse en 2 tipos:
a) Los radicales libres.
b) Las especies de oxígeno no radicales.

El daño que los radicales inestables ocasionan sobre los lípidos, proteínas y ADN, pueden iniciar una cadena de eventos que dan como resultado lesión celular. Estos procesos reductivos son acelerados por la presencia de metales de transición como el Hierro (Fe) y el Cobre (Cu), y enzimas específicas, como las monoxigenasas y ciertas oxidasas.

Los radicales libres se producen continuamente en el organismo por medio de reacciones bioquímicas de oxidación/ reducción con oxígeno (REDOX), que tienen lugar por el metabolismo normal de las células, (en el caso de los fagocitos, en una reacción inflamatoria controlada), y también como respuesta a la exposición de radiaciones ionizantes, rayos ultravioletas, contaminación ambiental, humo de cigarrillos, administración de oxígeno, exceso de ejercicio e isquemia vascular.

Enfermedades o procesos asociados al daño oxidativo en las moléculas biológicas:

- *Envejecimiento*: Peroxidación de los ácidos grasos de la membrana celular y daño del ADN.
- *Ateroesclerosis*: Peroxidación de lípidos en las partículas de LDL con daño a otros componentes del sistema circulatorio.
- *Cáncer*: Daño del ADN.
- *Cataratas*: Modificaciones irreversibles en las proteínas.
- *Cuadros inflamatorios crónicos:* Activación de genes relacionados con la respuesta inflamatoria.

Los radicales libres contribuyen al proceso del envejecimiento cuando toman el electrón que les hace falta de las células del tejido colágeno de la piel, dando como consecuencia que la piel pierda su elasticidad al dañarse las fibras elásticas, y la aparición precoz de arrugas y sequedad.
Los radicales libres también pueden contribuir al crecimiento anormal de las células, al perder éstas la capacidad de "reconocer" las células vecinas. Esa proliferación sin control se produce en los tumores benignos o malignos (cáncer).
Los radicales libres, que son moléculas que se derivan del oxígeno, están en continua formación en las células del organismo, y en pequeñas cantidades no producen efectos tóxicos. En situación normal la producción de radicales libres es constante en una concentración determinada, y son neutralizados por las defensas antioxidantes, bien sea mediante sustancias propias del organismo (las enzimas antioxidantes), o sustancias que vienen con los alimentos (la vitamina C, la E y el Beta caroteno, flavonoides, etc.). En situaciones de enfermedad o procesos degenerativos, se hace

7

imprescindible la aportación de suplementos antioxidantes en cantidad suficiente y continuada.

Efectos de los radicales libres sobre la célula

Lo paradójico de los radicales libres es que al tratarse de moléculas que contienen uno o más electrones desparejados, cumplen importantes funciones fisiológicas en el organismo. El problema es que a veces se alteran y entonces dañan -o matan- algunas células al oxidarlas, alterando el equilibrio de los ácidos grasos poliinsaturados de las membranas celulares, las proteínas y su ADN (especialmente el de la mitocondria, pues ésta carece de histonas y poliaminas que puedan protegerlo y su capacidad de reparación es mínima en relación con el ADN nuclear).

Es decir, cuando un radical libre "roba" o "cede" un electrón a un átomo de una molécula para conseguir su propia estabilidad, provoca que "su víctima" se desestabilice y se convierta en un nuevo radical libre que actuará de manera similar; y así sucesivamente produciendo reacciones en "efecto cascada" o "dominó". Reacción que continuará mientras no sea controlada con antioxidantes, sus antagonistas. Y los hay de muy distintos tipos por lo que, según sus mecanismos de acción, unas veces actúan impidiendo una excesiva formación de radicales libres, algunas neutralizando ciertos metales que se sabe son iniciadores de procesos oxidativos, y otras neutralizando los compuestos de oxígeno reactivo ya formados -lo que detiene el efecto dominó de la cadena reactiva iniciada por los radicales libres-. Y si unas veces logran contrarrestar con su presencia la acción de los radicales libres, en otras incluso permiten revertir parte de los daños ya ocasionados con la regeneración parcial de las lesiones orgánicas. Es decir, que el tipo de antioxidante que debe utilizarse está en función del problema o enfermedad que quiera tratarse.

Cabe añadir que la producción acelerada de radicales libres se correlaciona con una disminución de los niveles de glutatión en la mitocondria, existiendo un equilibrio entre la velocidad del daño oxidativo del ADN y la de su reparación.

También está demostrado que los radicales libres estimulan la división celular en los procesos cancerosos, mientras los antioxidantes la inhiben al impedir que continúe la oxidación de las células. En suma, se dice que una célula se halla en *estrés oxidativo* cuando hay una alteración del balance adecuado entre los agentes oxidantes y antioxidantes en la célula. Y no sólo eso: además de alterar la célula, el estrés oxidativo puede contribuir a la degradación del sistema inmune al disminuir los niveles de la enzima natural superóxido dismutasa, la principal enzima antiradicales libres del organismo. Afortunadamente, en el organismo existe un sistema de protección antioxidante formado por enzimas y compuestos de bajo peso molecular.

¿Y qué provoca este exceso de radicales libres? Las causas son variadas, pero se sabe que una de las principales está en que cuando el cuerpo se moviliza para destruir los virus y bacterias invasoras en los casos de infecciones, genera en el proceso una gran cantidad de radicales libres y éstos atacan a las células sanas oxidando grasas, perforando membranas y alterando el código genético hasta que esas células dejan de funcionar; algunas, incluso mueren.

También absorbemos radicales libres que se generan en el exterior; por ejemplo, con el tabaco, la contaminación y los rayos solares. Y, por supuesto, con la alimentación, muy especialmente a través de los alimentos fritos en aceites recalentados. Se estipula que con las altas temperaturas de la fritura, los aceites se cizallan y generan nitrosaminas, unas sustancias altamente cancerígenas. No obstante, si empleamos siempre aceite de primera fritura este efecto no ocurre.

Factores que influyen en la formación de radicales libres

A. - FACTORES EXÓGENOS:
Exposición a radiaciones ionizantes.
Contaminación atmosférica.
Radiaciones electromagnéticas.
Consumo de fármacos.
Alimentos.

B. - FACTORES ENDÓGENOS
Ejercicio físico de alta intensidad.
Procesos oxidantes metabólicos:
Respiración celular.
Acción de enzimas oxidativas.
Reacciones inflamatorias.
Estrés mantenido.
El exceso de iones metálicos.

¿Donde se producen los radicales libres en las células?

Los lugares de máxima producción de sustancias oxidantes, serán donde el oxígeno tenga una mayor actividad, a saber:
Retículo endoplasmático: Los citocromos sufren reacciones de autooxidación.
Mitocondrias (protoplasma de la célula): la ubiquinona y la NADH-deshidronasa pueden auto-oxidarse dando lugar a un aumento de radicales libres.
Peroxisomas citoplásmicos.
Membrana plasmática: Por acción de la lipooxigenasa y la prostaglandina sintetasa dentro de las reacciones inflamatorias mediadas por el ácido araquidónico.

Efectos tóxicos de los radicales libres

A) PATOLOGÍA PULMONAR:
Bronquitis Crónica.
Enfisema Pulmonar.

Carcinoma Bronquial.
B) HEMATOLOGÍA: Anemia hemolítica.
C) PATOLOGÍA HEPÁTICA: Patología alcohólica y tóxica.
D) PATOLOGÍAS INMUNOLÓGICAS:
Artritis reumatoide.
Problemas autoinmunes.
E) CATARATAS.
F) ARTERIOSCLEROSIS.
G) DESARROLLO DE TUMORES.
H) PROCESOS DE ENVEJECIMIENTO.

Tabaco y radicales libres

El oxígeno molecular tiene poca capacidad de oxidar otros compuestos químicos y para ello debe convertirse primero en una forma activa del oxígeno. Existen varias formas de oxígeno activo que se denominan radicales libres de oxígeno. Uno de los más importantes es el radical libre superóxido O2, y otro es el radical peróxido en forma de peróxido de hidrógeno.
A partir de la molécula de oxígeno gaseoso (O2) se forman los siguientes reactivos:
O2 anión superóxido
H2O2 peróxido de hidrógeno
HO anión hidroxilo
Los padres fumadores que exponen a sus hijos al humo de sus cigarrillos les exponen, además del daño directo a sus pulmones, a un riesgo mayor de padecer enfermedades vasculares en la edad adulta, porque la exposición al humo daña las defensas antioxidantes y aumenta la producción de radicales libres en jóvenes no fumadores. Esto provoca disfunción endotelial, que es uno de los primeros síntomas de la ateroesclerosis. Estas células son las encargadas de la contracción y expansión de los vasos sanguíneos. De esta manera, ser fumador pasivo durante tan sólo 30 minutos puede incrementar el estrés oxidativo y alterar la

vasodilatación del endotelio en individuos jóvenes mediante el aumento de radicales libres.

CAPÍTULO 2

ANTIOXIDANTES

Se definen como antioxidantes a aquellas sustancias que presentes a bajas concentraciones respecto a las de un sustrato oxidable (biomoléculas), retardan o previenen su oxidación. El antioxidante, al chocar con el radical libre cede un electrón, se oxida y se transforma en un radical libre débil no tóxico.

Afortunadamente en estos últimos años se ha investigado científicamente el papel que juegan los antioxidantes en las patologías cardiovasculares, en numerosos tipos de cáncer, en el Sida e incluso otras directamente asociadas con el proceso de envejecimiento, como las cataratas o las alteraciones del sistema nervioso.

Los estudios se centran principalmente en la vitamina C, vitamina E, beta-carotenos, flavonoides, selenio y zinc. La relación entre estos antioxidantes y las enfermedades cardiovasculares y, probablemente, las cerebrovasculares, está hoy suficientemente demostrada. Se sabe que la modificación del "colesterol malo" (LDL-c) desempeña un papel fundamental tanto en la iniciación como en el desarrollo de la arteriosclerosis (engrosamiento y dureza anormal de las cubiertas internas de los vasos sanguíneos debido a un depósito de material graso, que impide o dificulta el paso de la sangre). Los antioxidantes pueden bloquear los radicales libres que modifican el colesterol malo, reduciendo así el riesgo cardiovascular. Por otro lado, los bajos niveles de antioxidantes pueden constituir un factor de riesgo para ciertos tipos de cáncer.

Se ha demostrado que el organismo posee un número de mecanismos a través de los cuales produce y a la vez limita, la producción de especies reactivas de oxígeno. La defensa antioxidante protege a los tejidos del daño oxidativo a través de enzimas como la superóxido dismutasa, la glutatión peroxidasa, la glutatión reductasa y la catalasa. Un exceso de radicales libres suele iniciar el daño de la pared vascular y en este proceso se encuentra implicado el colesterol de LDL. Se ha demostrado una disminución en la incidencia de enfermedades cardiovasculares con suplementos individuales de antioxidantes.

Todo ello nos lleva a afirmar que los radicales libres son protagonistas de numerosas enfermedades que provocan reacciones en cadena; estas reacciones sólo son eliminadas por la acción de otras moléculas que se oponen a este proceso tóxico en el organismo, los llamados sistemas antioxidantes defensivos. Un primer grupo trabaja sobre la cadena del radical inhibiendo los mecanismos de activación, un segundo grupo neutraliza la acción de los radicales libres ya formados, por tanto detiene la cadena de propagación. En este grupo pueden encontrarse enzimas como las anteriormente citadas, que producen peroxidasas particularmente importantes, como la glutatión peroxidasa.

Las enzimas utilizan en su mayoría elementos trazas como cofactores para sus reacciones. Muchas de estas moléculas las podemos encontrar en la fase lipídica, otras por el contrario son lipofóbicas.

Para un mejor entendimiento, los antioxidantes se clasifican en primarios, secundarios y terciarios, en dependencia de su función. En el primer grupo, los enzimáticos, se encuentran fermentos que protegen al organismo contra la formación de nuevos radicales libres, entre los que se encuentran:

Superóxido dismutasa (SOD) que transforma el oxígeno en peróxido de hidrógeno.

Glutatión peroxidasa (GPX) que convierte el peróxido de hidrógeno y los peróxidos lipídicos en moléculas inofensivas antes de que puedan formar radicales libres.

14

Catalasas
Proteínas de unión a metales (GR) que frenan la disponibilidad del Fe, necesario para la formación del radical OH.

En el segundo grupo de antioxidantes, los secundarios no enzimáticos, hay 2 subgrupos:

Antioxidantes hidrofílicos: entre los que se encuentran la vitamina C, ácido úrico, bilirrubina y albúmina.
Antioxidantes lipofílicos: entre los que se encuentran la vitamina E (alfatocoferol) y los ácidos grasos poliinsaturados.
Terpenos: B-carotenos (carotenoides) y las ubiquinonas.
   Minerales: Selenio, Cobre, Hierro, Zinc, Magnesio, Manganeso.
Protectores de la membrana celular: Flavonoides.

Dentro de los antioxidantes terciarios, encargados de reparar biomoléculas dañadas por los radicales libres, se incluyen:

Las proteasas reparadoras de ADN
La *L-Cisteína*
La *metionina sulfóxido reductasa*

Los antioxidantes que se encuentran naturalmente en el organismo y en ciertos alimentos pueden bloquear parte del daño ocasionado por los radicales libres, entregando electrones que estabilizan y neutralizan los efectos dañinos de los radicales libres. Son sustancias que tienen la capacidad de inhibir la oxidación causada por los radicales libres, actuando algunos a nivel intracelular y otros en la membrana de las células, siempre en conjunto para proteger a los diferentes órganos y sistemas.
Pueden ser mecanismos enzimáticos, llamados antioxidantes endógenos -que incluyen a las enzimas superóxidodismutasa, catalasa, glutatión peroxidasa, glutatión y la coenzima Q-10,

o los antioxidantes exógenos, que ingresan al organismo por la vía de los alimentos. Cuando llegan a las células, se depositan en sus membranas y las protegen de la lipoperoxidación.

Tal es el caso de las vitaminas E y C, y del caroteno. A diferencia de los antioxidantes enzimáticos, estos otros reaccionan con los radicales libres y modifican su estructura, es decir, los capturan o neutralizan, y se oxidan en el proceso. Finalmente, algunos metales, como selenio, cobre, zinc y magnesio, que en ocasiones forman parte de la estructura molecular de las enzimas antioxidantes, también son fundamentales en este mecanismo de protección celular.

En el plasma sanguíneo encontramos antioxidantes naturales -proteínas- como la trasferrina, lactoferrina, ceruloplamina y albúmina.

Otros antioxidantes encontrados en el plasma sanguíneo o suero son la bilirrubina, ácido úrico, vitamina C, vitamina E, beta caroteno, melatonina, flavonoides y estrógenos. Los minerales selenio y zinc también juegan un papel importante en el organismo como antioxidantes.

Los flavonoides son compuestos polifenólicos encontrados en frutas y vegetales, que son excelentes antioxidantes. Comúnmente se encuentran también en el té, principalmente té verde, en el vino y en las frutas que fueron cosechadas hasta su maduración, donde aparecen gran cantidad de flavonoides, carotenoides, licopenes, todos con una potente acción antioxidante.

Clasificación de los antioxidantes:

Exógenos	Endógenos	Cofactores
Vitamina E	Glutatión	Cobre
Vitamina C	Coenzima Q	Zinc

Betacaroteno	Ácido tióctico	Manganeso
Flavonoides	Enzimas: Superóxidodismutasa (SOD) Catalasa Glutatión peroxidasa	Hierro
Licopeno		Selenio

Un nutriente tiene propiedades antioxidantes cuando es capaz de neutralizar la acción oxidante de la molécula inestable de un radical libre, sin perder su propia estabilidad electroquímica. El organismo está luchando contra radicales libres en cada momento del día, pero el problema se produce cuando tiene que tolerar de forma continuada un exceso de radicales libres. El exceso es producido sobre todo por contaminantes externos que entran a nuestro cuerpo. La contaminación atmosférica, el humo del tabaco, los herbicidas, pesticidas o ciertas grasas, son algunos ejemplos de elementos que generan radicales libres que ingerimos o inhalamos. Este exceso no puede ya ser eliminado por el cuerpo y, en su labor de captación de electrones, los radicales libres dañan las membranas de nuestras células, llegando finalmente a destruir y mutar su información genética, facilitando así el camino para que se desarrollen diversos tipos de enfermedades. La acción de los radicales libres está ligada al cáncer así como al daño causado en las arterias por el colesterol "oxidado", lo que relaciona directamente estas moléculas con las enfermedades cardiovasculares.

La defensa antioxidante, enzimática y no enzimática, protege al organismo contra el daño oxidativo, pero no con el 100 % de eficiencia. Los antioxidantes no enzimáticos son frecuentemente añadidos a los alimentos para prevenir la peroxidación lipídica que se asocia a numerosas patologías y a estados de estrés oxidativo.

La cardiopatía isquémica y el infarto agudo del miocardio, son la expresión de un proceso que comienza con un exceso de radicales libres, los cuales inician el proceso aterosclerótico por daño en la pared vascular, provocando la penetración al espacio subendotelial de las lipoproteínas de baja densidad (LDL) y por ende a la placa aterosclerótica.

Estudios epidemiológicos han mostrado una disminución de la incidencia de enfermedades cardiovasculares en personas que toman suplementos antioxidantes, especialmente de vitaminas C, E y Beta caroteno. Otros estudios han revelado que la incidencia de enfermedades coronarias es inversamente proporcional al consumo de estas mismas vitaminas.

En estudios realizados sobre el efecto de la peroxidación lipídica y el estado antioxidante en la arterosclerosis, se encontró que bajos niveles de antioxidantes y la peroxidación lipídica están involucrados en las fases tempranas del proceso aterosclerótico.

El estrés oxidativo resultante de un desbalance antioxidante-prooxidante, parece ser crucial en el desarrollo de un ateroma. La glutatión peroxidasa, relacionada con la defensa antioxidante, juega una función clave en la protección tisular. En estudios realizados en placas ateroscleróticas carotídeas y en arterias mamarias internas normales de 13 pacientes bajo cirugía de bypass arterio-coronario, se midieron las actividades de la glutatión peroxidasa dependiente del selenio, encontrándose un pico de antioxidante enzimático relacionado con la glutatión peroxidasa presente en las lesiones ateroscleróticas humanas. Este dato sugiere que cuando existe un desbalance antioxidante-prooxidante en la pared vascular, pudiera desarrollarse un ateroma.

Se debe destacar la función del selenio como elemento esencial y cofactor para la actividad de la glutatión peroxidasa, donde sus deficiencias pudieran inducir modificaciones del estado oxidativo celular y a la aparición de enfermedades. En otros estudios se han encontrado niveles bajos de selenio en suero y sangre total de pacientes con infarto agudo del miocardio.

En otros informes, se estudiaron pacientes a los que se les suministró selenio como tratamiento adicional y se comparó con otro grupo que se tomó de control sin la suplementación adicional de selenio. Se midió la concentración de selenio en plasma, sangre total y orina y también las complicaciones aparecidas después del infarto del miocardio, encontrándose un incremento significativo en la actividad de la glutatión peroxidasa en los pacientes bajo tratamiento intravenoso de selenio en la fase aguda del infarto cardíaco. Además, entre el primer y tercer día, las complicaciones fueron menos frecuentes en el grupo que recibía suplementación con selenio que en el grupo control.

Se han encontrado también bajos niveles de SOD en pacientes con angina de pecho y después de infarto del miocardio, lo que confirma que la enzima SOD protege el músculo cardíaco del daño de los radicales libres después de la isquemia. El aumento es inversamente proporcional a la función ventricular izquierda y pudiera ser utilizado como un marcador para la valoración del daño isquémico.

Sabemos que las prostaglandinas son compuestos que pueden ser formados por la peroxidación catalizada por radicales libres no enzimáticos del ácido araquidónico libre. En los estudios realizados se demostró que una novedosa familia de isómeros tipo prostaglandinas se formaron como resultado de la oxidación por radicales libres sobre el ácido araquidónico esterificado a fosfolípidos en las membranas celulares, llamado isoprostanos. Diferentes isoprostanos pudieran ser producidos preferentemente bajo condiciones de estrés oxidativo. Por ejemplo, en un estudio realizado en ratas deficientes en vitamina E y selenio se encontraron elevados niveles de isoprostanos, así como en humanos después de una terapia trombolítica. Niveles elevados de estos compuestos en plasma y orina han sido asociados con otros factores de riesgo cardiovascular como son diabetes tipos 1 y 2 y la hipercolesterolemia, y fueron encontrados también en las lesiones ateroscleróticas.

Hasta la fecha, el impacto de la terapia antioxidante sobre los niveles de isoprostanos en humanos muestra datos relativamente pobres, pero en estudios realizados con suplementos de vitamina E (100-600 mg/ día / 2 semanas) se encontró que la excreción urinaria de isoprostanos disminuyó en sujetos hipercolesterolémicos. En otro estudio realizado con suplementos de vitamina C y vitamina E, lo redujo en fumadores. El uso de la vitamina E en esa población produjo una reducción en la excreción de isoprostanos e inhibió la formación de lesiones sin afectar los niveles de colesterol. Los niveles plasmáticos de vitamina E se correlacionan inversamente con los niveles plasmáticos de isoprostanos presentes en lesiones y excretados por la orina, dato que evidencian definitivamente la relación directa entre la aterogénesis y la peroxidación lipídica in vivo, así como que la administración de vitamina E reduce la excreción de isoprostanos.

CAPÍTULO 2

LOS ANTIOXIDANTES, UNO A UNO

ÁCIDO ELÁGICO

El ácido elágico es el principal compuesto fenólico en algunas frutas, caracterizándose por sus propiedades antioxidantes y posibles efectos anticarcinogénicos y antimutagénicos. El ácido elágico es un fitoquímico, como se denomina a los compuestos biológicamente activos de origen vegetal que aportan un beneficio fisiológico adicional, más allá de los nutricionales básicos conocidos. El ácido elágico está presente de forma significativa en las fresas (0,50), las cuales contienen más vitamina C que las naranjas, otro antioxidante). También lo podemos encontrar en la piña (0,06), los plátanos (0,02), las ciruelas (0,07), la mandarina (0,04), la manzana (0,07), y las peras (0,04), siendo un ejemplo de un tipo de compuesto fenólico que actúa como un fitoquímico y hace de estos productos ejemplos de alimentos funcionales.

En estudios usando ratas como modelo experimental, el ácido elágico inhibe tumores del esófago. Estos estudios, sin embargo, indican que el ácido elágico no se encuentra fácilmente disponible y puede variar en efectividad dependiendo si está en forma purificada o en su forma natural. Para ser biodisponible, el ácido elágico necesita estar en una forma en que la célula pueda reconocerlo y utilizarlo. Tal forma puede ser la forma química libre o en una forma combinada a otra biomolécula. El ácido elágico generalmente se une a moléculas de azúcar.

ÁCIDO LIPOICO (Dihidrolipoico ácido, ácido lipoico, Alfa lipoico, Lipolate; ácido tióctico)

El ácido tióctico o lipoico, es un compuesto sulfurado que actúa como factor de crecimiento en algunos microorganismos y como coenzima o grupo prostético en los tejidos de los mamíferos. En algunos países, el ácido tióctico se asocia a preparados multivitamínicos y en otros países, en los que se comercializa sin asociar, se utiliza como suplemento alimentario. Se le considera como un factor nutriente esencial. Se utiliza como antioxidante, como quelante del cobre en la enfermedad de Wilson y detoxicante hepático en el envenenamiento por algunas setas y metales pesados.

Mecanismo de acción
La acción beneficiosa del ácido tióctico se debe a su elevado poder antioxidante que le permite capturar numerosos radicales libres como los radicales hidroxilo, hipocloroso y oxígeno. El ácido tióctico atraviesa fácilmente las membranas celulares actuando tanto en medios lipófilos como hidrófilos, por lo que puede actuar frente al estrés oxidativo y prevenir el daño celular a muchos niveles. En las células del cuerpo, ácido alfa-lipoico se transforma en ácido dihidrolipoico.

También actúa indirectamente regenerando o reciclando otros antioxidantes presentes en la sangre. Así, por ejemplo, la vitamina E oxidada es reducida por el ácido lipoico volviéndose nuevamente eficaz como antioxidante. De igual forma, la vitamina C y el glutatión son regenerados por el ácido tióctico. Algunos estudios preliminares en los que se administró ácido tióctico como suplemento alimentario en pacientes con deficiencia de CD4+ (unos linfocitos que juegan un importante papel en la inmunidad), mostraron un aumento de los niveles plasmáticos de vitamina C y de glutatión.
En el hígado, el ácido tióctico participa en numerosas reacciones metabólicas aumentando los niveles de glutatión, siendo este probablemente el mecanismo de sus efectos

detoxicantes y regeneradores hepáticos. En algunos estudios, administrado con la silimarina, el ácido tióctico mostró reducir las transaminasas elevadas por alcoholismo, fármacos o hepatitis.

Como otros derivados sulfurados (glutatión, penicilamina, cisteamina, etc.), el ácido tióctico es capaz de secuestrar los metales pesados. Se ha utilizado sobre todo en el tratamiento de la enfermedad de Wilson (un desorden metabólico que ocasiona depósitos de cobre en varias partes del cuerpo).

Estudios

Algunos estudios señalan que el ácido tióctico tendría propiedades *in vitro* e *in vivo* como agente antiretrovírico, actuando a un nivel diferente del de los antivirales derivados de los nucleótidos. *In vitro*, sus efectos son sinérgicos con los del AZT (zidovudina). Sin embargo, sus efectos en la clínica no son conocidos, debidos probablemente a que, por tratarse de un producto fuera de patente, no interesa a las grandes multinacionales hacer estudios sobre él.

Finalmente, hay que destacar que en algunos países europeos el ácido tióctico se ha empleado empíricamente durante muchos años para el tratamiento de la polineuropatía diabética. Se han realizado varios estudios clínicos controlados que han demostrado sin lugar a dudas, la eficacia del ácido tióctico reduciendo el dolor y las contracturas observadas en la polineuropatía diabética. De hecho, su uso como medicamento en esta indicación está aprobado en Alemania. Aunque no existen estudios que lo avalen, probablemente el ácido tióctico debe ser útil en las neuropatías producidas por el SIDA.

Indicaciones

Con la excepción de su uso para el tratamiento de la polineuropatía diabética, en el que las dosis recomendadas son de 300 mg una o dos veces al día, no existen otras recomendaciones, aunque se puede emplear en hepatopatías (transaminasas altas), infecciones víricas (incluido el SIDA), enfermedad de Wilson (intoxicación genética por cobre), y envenenamiento por metales y setas. También para potenciar la acción de otros antioxidantes, especialmente vitaminas C y E.

En Alemania, para el tratamiento de la neuropatía diabética se comercializa una especialidad con el nombre de Thioctacid. En otros países se comercializan cápsulas con 100 o 200 mg de ácido tióctico como suplemento alimentario. Debido a que el ácido alfa lipoico pasa fácilmente en el cerebro, puede ayudar a proteger el cerebro y tejido nervioso. Los investigadores están investigándolo como un tratamiento potencial para los accidentes cerebrovasculares y otros que involucran daño por los radicales libres, como la demencia.

Efectos secundarios
Aunque el ácido tióctico es esencialmente no tóxico, es un poderoso quelante que puede eliminar algunos minerales como hierro o zinc que son necesarios para la salud. Se recomienda verificar durante un tratamiento con ácido tióctico los niveles de hierro y de otros oligoelementos. Muchos autores recomiendan suplementos minerales durante el uso de este compuesto.

Se han descrito algunas reacciones adversas como cefaleas, rash, dolor de estómago e hipoglucemia, siempre con dosis superiores a los 600 mg/día. Se ha comunicado un caso de trombocitopenia asociada al consumo de esta sustancia.

Los estudios en animales sugieren que las personas que si no se consume suficiente tiamina (vitamina B1) no se debe tomar ácido alfa-lipoico.

Interacciones posibles

Medicamentos para la diabetes. El Alfa-lipoico puede combinar con estos medicamentos para reducir los niveles de azúcar en la sangre, aumentando el riesgo de hipoglucemia o bajo nivel de azúcar.

Quimioterapia. Puede interferir con algunos medicamentos de quimioterapia.

Medicamentos para la tiroides, como la levotiroxina. El ácido lipoico puede disminuir los niveles de la hormona tiroidea.

ALLICINA

Es la sustancia que le da al ajo su aroma y sabor. Científicos israelíes del Weizmann Institute han conseguido eliminar tumores malignos en ratones a partir de esta sustancia que se encuentra en el ajo.

La allicina es el producto de la interacción entre una enzima, la allinasa, y la pequeña molécula química denominada alliina, que se produce naturalmente en plantas tales como el ajo y la cebolla como mecanismo de defensa contra los hongos, las bacterias y los parásitos del suelo. Las moléculas de allicina pueden penetrar con facilidad las membranas biológicas y matar células, pero su potencia es de corta vida, de aquí la dificultad de encontrar un sistema para enviarlas a un sitio específico.

El valor medicinal del ajo es algo ancestralmente avalado, pero ahora, después de años de investigación, se ha llegado a la identificación y comprensión del modo de acción de la allicina y actualmente se le puede recomendar para ciertas enfermedades. Se ha comprobado, por ejemplo, que dicha sustancia no está presente en los dientes completos e intactos, sino que es el resultado de una reacción bioquímica entre dos sustancias almacenadas por separado en pequeños compartimentos adyacentes dentro de cada diente. Esas dos sustancias forman una enzima, la alliinasa, y una sustancia química normalmente inerte llamada alliina. Así, cuando el diente de ajo es dañado, ya sea por los parásitos del suelo que pretenden comer los tejidos tiernos o cuando es cortado por los cocineros, las membranas que separan los compartimentos se rompen y se origina la inmediata producción de allicina.

ANTOCIANOS

Grupo de pigmentos flavonoides hidrosolubles (glucósidos), responsables del color púrpura azulado de las uvas, que están en solución en las vacuolas de las células vegetales de frutos, flores, tallos y hojas. Se encuentra preferentemente en las uvas, cerezas, kiwis y ciruelas. Como colorantes naturales los encontramos sobretodo en flores y frutos (particularmente en bayas).

De los antocianos ensayados, delfinidina y cianidina 3-glucósido son los que presentan mayor actividad antioxidante, 2 veces mas que el Trolox (antioxidante sintético de referencia). Los demás antocianos tienen menor actividad, pero potencial equiparable al Trolox. Por lo tanto, además de las características colorantes, los antocianos poseen potente propiedad antioxidante.

CATALASAS

Reducen el peróxido de hidrógeno en agua y oxígeno molecular, eliminando esta agua oxigenada casi al mismo tiempo que se va formando. La catalasa es una proteína tetramérica que contiene hierro férrico, que viene codificada por un gen situado en el cromosoma 11p13, encontrándose en el interior de unos orgánulos citoplasmáticos llamados peroxisomas.

Ratones modificados genéticamente para producir niveles elevados de la enzima antioxidante catalasa elevan hasta un 20 por ciento su esperanza de vida, según un estudio de la Universidad de Washington en Seattle (Estados Unidos). Estos ratones transgénicos mostraron menos enfermedad cardiaca y otros declives asociados a la edad, como las cataratas. El estudio aporta más información a la controversia sobre los beneficios de las enzimas antioxidantes en la esperanza de vida de los mamíferos.

La catalasa, generada en las mitocondrias, actúa como antioxidante y elimina el dañino peróxido de hidrógeno producido por la reacción de una molécula de oxígeno cargada negativamente. Siendo una de las enzimas más abundantes en la naturaleza, su actividad varía en dependencia del tejido; ésta resulta más elevada en el hígado y los riñones, más baja en el tejido conectivo y los epitelios, y prácticamente nula en el tejido nervioso. A nivel celular se localiza en las mitocondrias y los peroxisomas, excepto en los eritrocitos, donde se encuentra en el citosol.

Forma parte de un conjunto de enzimas antioxidantes entre las que se encuentran la superóxido dismutasa y las peroxidasas, cuya función es proteger a los tejidos de las especies oxigenadas reactivas producidas por los neutrófilos. En particular, la catalasa protege la hemoglobina y probablemente el ADN frente a la peroxidación.

CAROTENOS (carotenoides)

Esta subclase de terpenos forma los pigmentos de color amarillo intenso, naranja y rojo que se encuentran en vegetales como el tomate, la remolacha, la naranja y el aceite de palma. Los carotenoides se encuentran también en ciertas especies animales a las cuales prestan brillantes colores (por ejemplo, los flamingos), mientras que la yema de huevo es amarilla debido a la presencia de carotenoides que protegen a la grasa insaturada contenida en la yema. La familia de los carotenoides -de los cuales existen más de 600 compuestos-incluyen dos tipos distintos de moléculas: carotenos y xantofilas.

Los carotenos incluyen alfa, beta y epsilon-caroteno, los únicos que poseen actividad como vitamina A, siendo el beta-caroteno el más activo. Estos carotenos, conjuntamente con el gama-caroteno, el licopeno y la luteína (que no tienen actividad como vitamina A), parecen ofrecen protección contra el cáncer de los pulmones, cáncer colon-rectal, cáncer de las glándulas mamarias, cáncer de útero y cáncer de próstata. Los carotenos tienen un efecto favorable en el sistema immunológico y protegen a la piel contra la radiación ultravioleta, ejerciendo su efecto protector en casi todos los tejidos. Por lo tanto, el efecto protector general es mayor cuando todos los carotenos son ingeridos conjuntamente en la dieta.

Beta-Caroteno
Es el precursor de la vitamina " A " (retinol).
Protege a los neutrófilos frente a los radicales libres producidos en las reacciones inflamatorias, sin alterar la capacidad destructora de bacterias.
Presente en forma abundante en tomates, sandías y pimientos rojos, es el carotenoide encontrado en más alta concentración en el plasma sérico humano. Su concentración (0.5 mmoles/L de plasma) constituye aproximadamente el 50% de los carotenoides totales. Estudios llevados a cabo durante seis años por las Escuelas de Medicina y de Salud Pública de la Universidad de Harvard en las dietas de más de 47.000 sujetos, indican que de 46 frutas y vegetales evaluados, sólo los productos ricos en tomate (que contienen altos niveles de licopeno) tales como espaguetis o arroz, podrían reducir el riesgo de cáncer de la próstata. La actividad biológica del licopeno incluye su acción antioxidativa y el control del crecimiento celular, pero no su actividad como vitamina A.
Los beneficios para la salud pueden lograrse mediante el consumo de 2 vasos de jugo de tomates (540 ml) diarios. El beta caroteno ingerido es almacenado en el hígado, los pulmones, la próstata, el colon y la piel, donde su concentración tiende generalmente a ser más alta.
Otros estudios sugieren que podría reducir el riesgo de la degeneración macular, oxidación de lípidos séricos y cánceres de los pulmones, de la vejiga, del cérvix y de la piel.

Otro investigador sostiene que aunque la evidencia indica efectos beneficiosos, es necesario considerar que muchos otros componentes potencialmente benéficos están presentes en los tomates y otros productos vegetales, y cuya interacción entre sí y con los beta-carotenos, podrían contribuir a los efectos anticancerígenos observados y esto necesita mayores estudios y confirmación.

Ácido alfa-lipoico
Es un carotenoide de algunas verduras y frutas, que ayuda a neutralizar los efectos de los radicales libres potenciando las funciones antioxidantes de las vitaminas C, E y de la enzima glutation peroxidasa. Abunda en el tomate.

CINC

Descubierto en 1869 como factor esencial para el crecimiento de las plantas, se aisló por primera vez en 1886 en las algas marinas fucus y posteriormente se encontró también en los cereales, las leguminosas y las hojas verdes de casi 100 plantas comestibles. Años más tarde, en 1950, se encontró también en el cabello y la sangre del ser humano, descubriéndose numerosas personas que padecían serias carencias.

Se encuentra asociado a más de 100 enzimas, a la síntesis de proteínas y ácidos nucleicos, al metabolismo de los glúcidos, los lípidos, y a la estabilidad de la membrana celular.

Forma parte de la SOD, realizando su acción antioxidante al proteger los grupos sulfhídricos de su oxidación. Aumenta la supervivencia de la célula a las radiaciones U.V.A.

Causas de deficiencia
El problema, lo mismo que ocurre con la mayoría de los otros oligoelementos, es que es muy difícil diagnosticar una carencia de cinc, ya que los síntomas suelen ser comunes a otras enfermedades. Lo más normal es la falta de absorción

del mineral, algo que se da frecuentemente en niños y ancianos. También la presencia de ácido fítico presente en el salvado forma un compuesto que lo hace menos soluble y menos asimilable. Utilizando salvado o cereales integrales no existe este problema.

Los niños alimentados con leches artificiales suelen tener carencias de cinc, lo que podrían evitar o bien tomando suplementos de minerales o bien empleando leches enriquecidas.

El alcohol también provoca carencias de cinc por una mayor eliminación del ingerido, lo mismo que ocurre con la toma continuada de ciertos medicamentos, entre ellos los anticonceptivos.

Funciones orgánicas

Es necesario para el correcto funcionamiento del aparato genital, especialmente el masculino, interviniendo en la formación del líquido seminal y el buen funcionamiento de la próstata.

Protege a los ácidos nucleicos ADN y RNA, así como a la membrana de las células.

Favorece la utilización del ácido láctico y es antagonista del cobre.

Estimula el sistema inmunitario a través de los linfocitos T-4.

Regula el páncreas, la hipófisis y los órganos genitales.

Es decisivo para el crecimiento de los niños.

Mantiene las glándulas suprarrenales en buen estado y su capacidad de adaptación.

Mantiene los órganos del gusto, el olfato y la visión en buen estado.

Previene del envejecimiento prematuro.

Procedencia

Todas las verduras de hoja verde.

Los cereales integrales.

Los pescados y las carnes sin grasa.

Las semillas de alfalfa, las de calabaza y las de girasol.
La levadura de cerveza.
Los frutos secos, en especial las nueces.
El polen.
Coles y champiñones.
Remolacha y tomates.
Yema de huevo.

Síntomas carenciales

- Manchas blancas en las uñas
- Mala cicatrización de las heridas.
- Infecciones de repetición.
- Sentido del gusto poco desarrollado.
- Pérdida brusca del olfato.
- Anorexia.
- Retraso del crecimiento infantil.
- Escasa producción de semen.
- Infertilidad masculina.
- Caída del cabello.
- Anemia.

Otras aplicaciones no carenciales

Síndrome adiposogenital.
Obesidad.
Prostatitis.
Impotencia.
Colitis, flatulencias.
Diabetes.
Envejecimiento prematuro.
Antes del embarazo.
Heridas.
Acné.
Para estimular las prostaglandinas.
Amenorreas y esterilidad femenina.
Criptorquidia y poco desarrollo genital en niños.
Enuresis nocturna.

Reglas insuficientes.
Adenoma de próstata.
Acetonemia infantil.
Astenia.
Alopecia.
Enanismo hipofisario.

Nota:
El exceso puede causar depresiones y diarreas.

Dosis catalítica: 1,5 mg/día

CISTEÍNA

Aminoácido no esencial, es importante para la producción de enzimas contra los radicales libres, como la glutation peroxidasa. El hígado y nuestras defensas lo utilizan para desintoxicar el cuerpo de sustancias químicas y otros elementos nocivos. La cisteína, que se encuentra en carnes, pescados, huevos y lácteos, es un detoxificante potente contra los agentes que deprimen el sistema inmune, como el alcohol, el tabaco y la polución ambiental.

Aminoácido azufrado, posee unas interesantes propiedades como antioxidante, además de ser un elemento decisivo en la eliminación del mercurio. Sintetizado a partir del azufre, la serina y la metionina, todos ellos nutrientes azufrados, es, sin embargo, el más activo de todos, empleándose abundantemente en medicina como homocisteína. Su forma primaria, la cisteína, es el paso previo para formar cistina, aunque ambas pueden tener las mismas propiedades terapéuticas dada su fácil conversión.

Funciones orgánicas
Su papel como antioxidante ya le confiere propiedades muy interesantes en la lucha contra la formación de radicales libres y toda la patología que conlleva. Forma parte del

glutatión reducido, enzima que posee propiedades muy importantes para el tratamiento de las enfermedades hepáticas, las cataratas incipientes, las alergias y la fatiga, sin olvidar su efecto como rejuvenecedor.

La cisteína interviene en la formación de la coenzima A, en la maduración de los linfocitos macrófagos (aquellos que digieren a las bacterias) y que evitan los residuos tóxicos que quedan después de una invasión bacteriana, actuando como un agente conductor de ciertos metales pesados los cuales elimina a través del aparato digestivo.

Actúa como eficaz mucolítico en todas las enfermedades bronquiales, manteniendo la elasticidad del tejido bronquial evitando la fibrosis pulmonar.

Al formar parte de las numerosas proteínas corporales, como las del pelo, uñas, elastina y colágeno, mantiene la integridad y la salud de la piel y tejidos anexos, por lo que es normal verle incluido en numerosos productos cosméticos.

Es un protector de numerosos nutrientes, como los aminoácidos taurina, alanina y glicina, así como de la piridoxina, por lo que se considera un catalizador importante para el aprovechamiento de ellos y recomendándose su utilización conjunta en casos de avitaminosis o carencias proteicas. Como antioxidante protege además de todo tipo de radiaciones negativas, sean procedentes de los rayos X o ultravioleta.

Es un eficaz agente contra los efectos perniciosos del tabaco, bien sea a través de su acción sobre la mucosa bronquial, limpiando los bronquiolos de elementos mucosos, o actuando directamente sobre la nicotina.

Estimula la síntesis de las proteínas, ayuda a la absorción del hierro, evita la acumulación excesiva de cobre en los tejidos y contribuye a formar las sales biliares.

Su presencia es importante en la diabetes por su acción sobre el factor de tolerancia a la glucosa y el metabolismo del cromo, actuando en la digestión a través de las enzimas digestivas.

Aplicaciones no carenciales:
Intoxicación por metales pesados, radiaciones o tabaco.
Deficiencias de antioxidantes o vitaminas B-6 y Biotina.
Fallos en el sistema inmunitario de los macrófagos.
Enfermedades bronquiales que cursen con mucosidad abundante y fibrosis.
Carencia de elasticidad en la piel, el pelo o las uñas.
Enfermedades cutáneas con descamación, eczemas o piel seca.
Heridas que no cicatrizan por falta de elasticidad cutánea. Quemaduras.
Falta de grasas en la alimentación, especialmente insaturadas.
Riesgo de formación de trombos por hiperviscosidad sanguínea.
Poca elasticidad en la pared venosa.

Nota:
Para los problemas de piel hay que administrarla como L-cistina.
Es útil administrarla unida a otros aminoácidos azufrados, entre ellos la metionina, ya que así se facilita su absorción, en unión también a la vitamina B-6, la B-1 y la C.

COBRE

Es un componente de numerosas enzimas (oxidasas, SOD), y junto con el hierro es necesario para la síntesis de la hemoglobina. También forma parte del ácido nucleico.
Su descubrimiento como nutriente presente en los alimentos data del año 1816 en el cual se demostró su presencia después de la combustión de numerosos vegetales. Estos datos fueron confirmados varios años después, nuevamente analizando las cenizas, pero dada la gran volatilidad a causa del calor, su presencia se consideró mínima. Tuvieron que pasar todavía muchos años, durante el año 1935, para que se descubriera su presencia en los animales y en el hombre, encontrándose

34

concentraciones muy importantes en el hígado, músculos y el páncreas, con un peso total de casi 150 mg por adulto. Cantidades igualmente altas se haya en los crustáceos y moluscos, cuya sangre es de color azul precisamente por su alto contenido en cobre.

En el ser humano, la cantidad de cobre presente en la sangre está asociada a la ceruloplasmina, una alfa globulina, y el resto, una pequeña fracción del total, está asociado a albúmina, a los hematíes y a la proteína transcupreína, todas ellas con cierta relación con el hierro.

La concentración de cobre está aumentada durante el embarazo, lo mismo que durante el tratamiento con estrógenos, siendo el contenido normal de la dieta de 2 a 5 mg/día.

Su absorción se produce en el intestino delgado y se regulan las necesidades de manera automática, aunque una parte importante no puede ser metabolizada por encontrarse ligada a compuestos no absorbibles. La porción útil se une a la albúmina y de ahí pasa al hígado y la médula ósea, eliminándose el sobrante por orina y bilis, retornando parte de él a la sangre como ceruloplasmina y finalmente de nuevo al hígado.

Funciones corporales

Interviene junto al hierro en la síntesis de la hemoglobina, siendo imprescindible para la absorción, metabolización y disponibilidad de este mineral.

Interviene en el desarrollo y mantenimiento de los huesos.

Imprescindible en la formación de la melanina a través de su acción en el metabolismo del aminoácido tirosina.

Necesario para la coordinación muscular y la fuerza motriz.

Interviene en el metabolismo de las proteínas y la producción del RNA.

Protege a la vaina de mielina ayudando al metabolismo de los fosfolípidos.

Estimula el crecimiento sano del cabello y su pigmentación.

Es un potente antiinflamatorio y estimula la producción de corticoides orgánicos.
Favorece la formación de anticuerpos y antitoxinas en sinergia con la vitamina C.
Refuerza el sistema inmunitario a través de su acción sobre los leucocitos.
Aumenta la resistencia de las articulaciones y el tejido cartilaginoso a las inflamaciones.
Es co-factor de numerosos enzimas, entre ellos algunos que impiden la acción de los radicales libres, teniendo así una función antioxidante indirecta.
Favorece la respiración celular.
Incrementa la producción de hormonas suprarrenales y tiroideas.
Controla el exceso de colesterol y evita la excesiva coagulación sanguínea.

Procedencia
Lo podemos encontrar en abundancia en: los mariscos, levadura de cerveza, nueces, germen del trigo, cacao y malta. También en el pan integral, setas, cereales integrales, carne de vaca, perejil y judías, así como en los pescados, legumbres, frutos secos y hortalizas verdes.

Causas de su carencia
Suelen encontrarse deficiencias en los recién nacidos prematuramente si son alimentados con leche de vaca y cereales refinados. La gran cantidad de cinc que existe en la leche de vaca impide que se pueda absorber el cobre, incluida la pequeña cantidad que pueda existir en los cereales.
Otra carencia muy común se debe a un problema hereditario denominado "síndrome de Menke" cuyo síntoma principal es un cabello de aspecto de estropajo, tieso y casi sin pigmento, el cual se da por una imposibilidad de metabolizar el cobre ingerido.

Los pacientes aquejados de artritis reumatoide tampoco pueden asimilar el cobre, aunque tengan suficiente cantidad en sangre, lo mismo que las mujeres que toman anticonceptivos orales o los que reciben antibióticos del tipo de la penicilamina.

Otras carencias habituales se dan en el embarazo por aumento de las demandas y por interferencias con el cinc, el molibdeno y el flúor. La malnutrición, el esprúe, las diarreas y cualquier enfermedad de malabsorción, también provocarán carencias de cobre, lo mismo que tomar suplementos líquidos de proteínas, ingerir cereales refinados o padecer cáncer.

Síntomas carenciales

Hay anemia ferropénica que no responde al hierro y es difícil de diferenciar.

Cabello ensortijado y en puntas duras, como de acero.

Alteraciones óseas similares al escorbuto.

Lesiones en las arterias y en la pared venosa que se vuelve frágil y visible exteriormente.

Cifras altas de colesterol que no responden a la dieta.

Afecciones cardiacas.

Pérdida del sentido del gusto.

Diarreas graves en los bebés.

Retraso en el crecimiento.

Pobre resistencia a las infecciones, especialmente víricas.

Falta de pigmentación de pelo y piel.

Mala síntesis de las proteínas.

Afecciones del sistema nervioso, especialmente degenerativas.

Edemas.

Lenta cicatrización de las heridas.

Afecciones hepáticas e intoxicaciones frecuentes.

Aplicaciones no carenciales

En presencia de gripe, si se administra prematuramente, se corta la enfermedad en 48 horas.

Alta velocidad de sedimentación.

Infecciones en general o baja resistencia. También como preventivo en los meses invernales.

Procesos reumáticos inflamatorios.

Enfermedades de los cartílagos o tendones.

Dado que se absorbe a través de la piel sudada, es útil utilizar pulseras de cobre para combatir enfermedades reumáticas crónicas.

Calvicie prematura, canas.

Vitíligo, psoriasis y piel pálida.

Disfunciones glandulares del tiroides y suprarrenales.

Infecciones de cualquier tipo. Permite acortar la enfermedad y reducir la dosis de antibióticos.

Leucemia y estados cancerosos.

Osteoporosis, artrosis cervical.

Quemaduras y úlceras por decúbito.

Intoxicación por cobre

El hecho de que las cañerías del agua estén construidas a partir de cobre (peor es aún que sean de plomo), puede implicar a la larga cierta intoxicación por cobre si están estropeadas. De igual manera, las enfermedades profesionales por cobre no son raras en trabajadores del metal o fábricas de pintura. No obstante, y solamente con tomar suplementos de vitamina C o cinc, se pueden evitar las acumulaciones excesivas de este mineral en riñón, hígado y cerebro.

La intoxicación aguda por ingerir más de 15 mg se manifiesta con náuseas, vómitos, dolor abdominal, diarreas y alteraciones mentales que pueden llegar hasta la muerte. La causa es una anemia hemolítica grave, acidosis metabólica y pancreatitis necrosante. El tratamiento incluye lavado gástrico y dosis altas de penicilamina.

Los casos crónicos, más difíciles de detectar, incluyen siempre una anemia hemolítica que no responde a los tratamientos normales y hepatitis crónica con cirrosis y edemas. Aunque un análisis de sangre puede indicar niveles bajos de cobre, la causa está en que se acumula en otras zonas corporales, entre ellas el cristalino y el hígado. Hay también temblores, rigidez de los músculos esqueléticos y alteraciones de la personalidad, además de disfunción renal. El tratamiento es exclusivamente médico, ya que una dieta pobre en cobre no resuelve la enfermedad. El empleo de suplementos de cinc está siendo investigado satisfactoriamente por su efecto antagonista del cobre y se recomienda muy especialmente no utilizar ningún utensilio culinario que contenga cobre, ni siquiera en la pintura.

Dosis catalítica: 15 mg/día

COENZIMA Q-10

Mucho más que un antioxidante, es una pieza clave del metabolismo celular, concentrándose principalmente en las mitocondrias (organelas intracelulares encargadas de la producción de energía).
El Coenzima Q-10 ayuda al resto de enzimas a realizar su función, y participa en numerosos procesos corporales. Se ha comprobado una gran similitud entre las propiedades antioxidantes de la vitamina E y las de la coenzima Q-10, jugando ambas un papel muy importante en la generación de energía celular, siendo también un estimulante del sistema inmunitario, de la circulación, ayudando por ello a proteger el sistema cardiovascular.
La coenzima Q-10 disminuye con la edad y puede presentar niveles disminuidos en pacientes con SIDA, fatiga crónica, fallo congestivo del corazón y cardiomiopatía.

Procedencia
En estado natural se encuentra en la carne, vísceras, pescado (salmón, sardinas, atún), soja y cacao, aunque también puede ser sintetizada por el hígado. Si la tomamos en pastillas, en

mejor unirla a ácidos grasos esenciales para mejorar su biodisponibilidad.

Funciones corporales
Estabiliza las membranas celulares.

Actúa como antioxidante.

Es un nutriente esencial para la respiración celular.

Protege al colesterol HDL (colesterol bueno) de la oxidación.

Ayuda a fortalecer los vasos sanguíneos y el músculo cardiaco en pacientes con fallo congestivo del corazón.

Es un importante antioxidante que contrarresta los radicales libres que destruyen las células y descomponen las sustancias grasas del organismo.

Frena en envejecimiento.

Mejora la enfermedad periodontal (encías), disminuyendo la placa bacteriana.

Ayuda a adelgazar al mejorar la combustión de las grasas de reserva.

Mejora la energía muscular al ser parte integral de la mitocondria, ayudando a producir ATP, la molécula básica para la energía.

Es capaz de actuar frente a los efectos tóxicos de algunos fármacos.

Indicaciones no carenciales
Se puede administrar previamente a los pacientes con cardiopatías que van a ser operados, para fortalecer el músculo cardiaco mejorando su riego sanguíneo. El postoperatorio será mucho más rápido y mejor.

Prevención en un 53% de las crisis de angina de pecho.

Taquicardias y arritmias.

Insuficiencia cardiaca congestiva, cardiopatía isquémica, prolapso de válvula mitral, e hipertensión.

Aumentar la energía y la tolerancia ante el esfuerzo.

Mejorar la función inmunitaria.

En los enfermos de Alzheimer la unión de la coenzima Q-10 con el hierro y la vitamina B6 puede minimizar los síntomas de demencia y retrasar de forma progresiva la pérdida de memoria.

Se ha mostrado eficaz en el tratamiento de la enfermedad periodontal.

Síndrome de Ménière (vértigos).

Parálisis de Bell.

Sordera.

Distrofia muscular.

Síndrome de fatiga crónica.

Úlceras en general.

FITOESTEROLES

Los fitoesteroles están presentes en la mayoría de las plantas, siendo los vegetales verdes y amarillos quienes que los contienen en cantidades significativas, con alta concentración en las semillas. La mayor parte de las investigaciones acerca de estos fitonutrientes se han llevado a cabo en semillas de calabazas, soya, arroz y hierbas y han demostrado que los fitoesteroles tienen habilidad para bloquear la absorción del colesterol (al cual se encuentran estructuralmente relacionados y con el cual compiten por su absorción a través de las paredes intestinales) facilitando su excreción.

En nuestro cuerpo el colesterol está sometido a un metabolismo, unas rutas específicas muy determinadas de absorción, síntesis, distribución y excreción. Además, el colesterol se puede tomar como tal contenido en los alimentos de la dieta (colesterol exógeno) o podemos sintetizarlo (colesterol endógeno), de hecho esta es la vía que contribuye más a la cantidad global de colesterol en nuestro cuerpo.

Parte del colesterol no utilizado se va a excretar al intestino en la bilis de forma intacta o bien degradado en ácidos biliares. En el intestino una parte de este colesterol se volverá de nuevo a reabsorber (junto con el colesterol exógeno tomado en la dieta) y otra parte se excretará finalmente en heces. Del 100% del colesterol presente en el intestino la absorción será de entre un 30-60%.

Funciones corporales
La principal función de los fitosteroles es bloquear la absorción del colesterol a nivel intestinal. Aunque los fitosteroles vegetales no son bien absorbidos por el tracto gastrointestinal (a pesar de ser químicamente casi iguales que el colesterol), por lo que su acción hipocolesterolémica se limita aparentemente al intestino, es allí donde se inhibe la absorción del colesterol tanto endógeno como exógeno. Los mecanismos por los que este efecto se produce no se conocen en detalle, puede que reduzcan la solubilidad del colesterol y/o que compitan con el colesterol por la absorción por parte de la mucosa intestinal.

Aplicaciones
Reducción del colesterol LDL y normalización de los triglicéridos.
Algunas investigaciones han revelado que los fitosteroles bloquean el desarrollo de tumores en el colon, en las glándulas mamarias y en la próstata. Los mecanismos por los cuales esto ocurre no están claramente establecidos, pero se conoce que los fitoesteroles alteran los mecanismos de transferencia a través de la membrana celular durante el crecimiento de tumores y reducen la inflamación.

Ergosterol - Provitamin D2
El ergosterol, un esterol, es el precursor biológico de la vitamina D2. Primero es convertido en viosterol por la luz ultravioleta, y después en ergocalciferol, una forma de la vitamina D.
El ergosterol es un componente de las membranas celulares, aportando la misma función que el colesterol en las células

animales. La presencia del ergosterol en estas membranas, le hace muy sensible a los medicamentos antihongos. Se le ha encontrado una función antioxidante no específica.

FENOLES

Estos fitonutrientes incluyen un numeroso grupo de compuestos que han sido sujeto de una extensiva investigación como agentes preventivos de enfermedades.
Los fenoles protegen a las plantas contra los daños oxidativos y llevan a cambio la misma función en el organismo humano. Las coloraciones azul, azul-rojo y violeta característicos de ciertas variedades de cerezas y uvas, y el color púrpura de la berenjena se deben al contenido fenólico de estos vegetales. La característica principal de los compuestos fenólicos es su habilidad para bloquear la acción de enzimas específicas que causan inflamación. Los fenoles también modifican los pasos metabólicos de las prostaglandinas y por lo tanto protegen la aglomeración de plaquetas. Basados en los datos obtenidos de estudios experimentales, parece que existen algunos posibles mecanismos para la acción de los fenoles. Estos inhiben la activación de carcinógenos y por lo tanto bloquean la iniciación del proceso de carcinogénesis. Los fenoles son también antioxidantes y como tales atrapan radicales libres, previniendo que estos se unan y dañen las moléculas de ácido desoxiribonucleico (DNA), un paso crítico en la iniciación de los procesos carcinogénicos. Como antioxidantes, los fenoles también previenen la peroxidación de lípidos, los cuales, siendo radicales libres, pueden causar daño estructural a las células normales. El daño estructural a las membranas de las células normales interfiere con el transporte de moléculas a través de estas membranas afectando el crecimiento y proliferación celular.
El grupo de los fenoles incluye a los flavonoides y sus subgrupos las antocianidinas, las catequinas, los ácidos gálicos y las isoflavonas.

Flavonoides

Comprenden a los flavonoles, los antocianidoles y a las flavonas, colorantes naturales con acción antioxidante que constituyen el grupo más importante de la familia de los polifenoles, muy presentes en el mundo vegetal. Protegen el sistema cardiovascular y activan las enzimas glutatión peroxidasa y catalasa, antioxidantes presentes de forma natural en nuestro organismo. Están en la familia de las coles, las verduras de hoja verde, las frutas rojas y moradas y los cítricos. Según la American Cancer Society, reducen el riesgo de cáncer colon-rectal.

Actúan como estabilizadores de la membrana protegiendo de forma eficaz la estructura y función de las células impidiendo, por tanto, las radiaciones ultravioletas y que los radicales libres ataquen piel, mucosas y otros tejidos, además de ayudar a la recuperación de las zonas ya lesionadas.

Los flavonoides incluyen las flavonas y las isoflavonas que se encuentran en varias frutas y vegetales. La soja y el tofú son ricas fuentes de flavonoides no cítricos; las frutas cítricas son ricas fuentes de flavonoides cítricos, incluyendo los compuestos diosmina y hesperidina que son encontrados en las naranjas. Estos compuestos favorecen también los efectos del ácido ascórbico (vitamina C).

Los flavonoides estuvieron antes agrupados con el nombre de vitamina P, aunque ahora sabemos que al menos hay 1.500 diferentes, incluyendo los siguientes:

- Flavones (contienen el flavonoide apigenina que se encuentra en la camomila);
- Flavonoles (quercetina: manzanas, cebollas; rutina: trigo sarraceno; ginkgoflavonoglicósidos: ginkgo biloba).
- Flavonones (hesperidina: frutas cítricas; silibina: cardo mariano).

La actividad biológica de los flavonoides incluye su acción contra alergias, inflamaciones, radicales libres, hepatotoxinas, aglomeración de plaquetas, microorganismos, úlceras, virus y tumores, y su acción inhibitoria de ciertas enzimas. Por ejemplo: los flavonoides bloquean la enzima de conversión de angiotensina (ECA) que causa aumento de la presión arterial; previenen la "gomosidad" de las plaquetas y por lo tanto su aglomeración; protegen el sistema vascular y fortalecen a los pequeños capilares que llevan oxígeno y otros nutrientes esenciales a todas las células. Además, los flavonoides bloquean las enzimas que producen estrógenos. Los resultados de estudios llevados a cabo usando ratas, han demostrado que diosmina y hesperidina inhiben carcinogénesis por reducción de los niveles de poliaminas.

Hesperidina (Vitamina P o Rutina)
Citroflavonoide presente en toda célula, la familia de las poliaminas incluye putrescina y espermidina y sus derivados, que cumplen una importante función en el crecimiento y proliferación celular. También con acción diurética y antihipertensiva de la hesperidina.
Presente en los cítricos, la hesperidina y la hesperetina reducen la permeabilidad capilar y son antiinflamatorios en modelos experimentales. El tratamiento con hesperidina de cáscara de naranja a dosis de 50 y 100 mg/kg disminuyó el edema de la pata inducida por carragenina, de una manera similar a la indometacina 10 mg/kg. También hubo inhibición del incremento de la permeabilidad vascular inducida por dextrana y de la pleuresía inducida por carragenina. La hesperidina también mostró propiedades analgésicas y antipiréticas demostradas por la reducción de las contracciones abdominales inducidas por ácido acético en ratones y por la reducción de la hipertermia inducida por levadura en ratas.

Aplicaciones no carenciales
En la arteriosclerosis actúa limpiando los vasos sanguíneos por dentro.

Anticoagulante: en las hemorragias por la nariz, en la menstruación excesiva, en el sangrado de encías, etc. También previene la formación de hematomas.
Da elasticidad a los vasos sanguíneos.
Preventivo de hipertensión, infartos, trombosis cerebrales.
Previene los sofocos de la menopausia.
Ayuda en las varices, hemorroides, flebitis, úlceras varicosas.
Previene la formación de tumores y de metástasis.
Antioxidante, evita la formación de cataratas.
Favorece la absorción de la vitamina C y evita su oxidación, dando fortaleza amabas al colágeno.
Protector frente a las infecciones frecuentes: neumonía, catarros, bronquitis.
Antiinflamatorio y desintoxicante: artritis, reuma, fiebre reumática.
Efecto suave sedante y antidepresivo.

Algunos tumores acumulan poliaminas y su tratamiento con compuestos fitoquímicos como diosmina y hesperidina, disminuye los niveles de poliaminas; esto, a su vez, disminuye la proliferación de tumores celulares.

Quercetina
Es un flavonoide no cítrico ampliamente distribuido en los alimentos, siendo clasificada como una flavona debido a que contiene la estructura 2-fenilcromona. Se encuentra en las cebollas, las manzanas, el té verde y el té negro. En cantidades más pequeñas, se encuentra también en las hortalizas de hoja y en los frijoles.
La quercetina es un potente antioxidante, además de reducir la congestión nasal, los estornudos e irritación de los ojos ocasionado por reacciones alérgicas. Su potente poder antioxidante ayuda a la estabilidad de la membrana celular y hace a las células menos reactivas a los alergenos. También se comporta como un eficaz antiinflamatorio natural y un eficaz tratamiento contra el cáncer de próstata.

GLUTATIÓN PEROXIDASA

Su actividad está estrechamente ligada a la presencia de selenio y al superóxido dismutasa y la catalasa.

Cuando los organismos han sido expuestos a fármacos, radiaciones, sustancias oxido-reductoras, estará disminuida la síntesis de glutatión, llegando a ser insuficientes sus concentraciones y reduciéndose las posibilidades defensivas de la célula frente a estos radicales libres.

Una dieta equilibrada puede llegar a aportar unos 150 mg de GSH al día.

Esta enzima actúa principalmente en las mitocondrias y cloroplastos catalizando dos tipos de reacciones:

A) La reducción del agua oxigenada a radical hidroperóxido en presencia de glutatión (GSH) y selenio.

B) La reducción del hidroperóxido a compuestos más estables también en presencia de GSH.

Funciones corporales

Una de las funciones más importantes del glutatión es proteger a la célula contra la acción de los radicales libres H2 O2, además de proteger a los lípidos de la membrana celular de la peroxidación.

Resulta de utilidad en la recuperación de las vitaminas C (ácido ascórbico) y E (alfa-tocoferol), después de participar en la eliminación de radicales libres generados in situ o a distancia. El GSH interviene además en la detoxificación de compuestos xenobióticos, el almacenamiento y transporte de cisteína, la regulación del balance redox de la célula, el metabolismo de los leucotrienos y las prostaglandinas, la síntesis de los desoxirribonucleótidos, la función inmunológica y la proliferación celular.

Indicaciones
Cáncer

Varios son los estudios donde se explora el comportamiento de esta enzima en las células tumorales. El tratamiento de células tumorales con hidroxiurea y otros agentes que dañan el DNA ha incrementado, experimentalmente, el potencial de metástasis de estas células. Parece ser que esta droga induce la resistencia al daño oxidativo, ya que la eliminación de esta resistencia revierte la capacidad de metástasis. En células tumorales, la metástasis experimental inducida por la hidroxiurea parece depender de un proceso que requiere de GSH. Esta droga induce la resistencia al H2O2 debido a la inducción del GSH y de la actividad de su sistema antioxidante.

En pacientes con cáncer del pulmón se observó una relación inversa entre la sensibilidad a la quimioterapia y la abundancia de GSH.

Diabetes Mellitus

La unión no enzimática de azúcares a proteínas (glicación) es un fenómeno biológico común que está incrementado en la diabetes. En cuanto a la etiología de esta enfermedad, se ha observado la destrucción de las células ß por el efecto tóxico de los radicales libres como resultado del flujo de células inflamatorias en el páncreas, por lo que la deficiencia de enzimas antioxidantes podría ser la base de la susceptibilidad a la diabetes, observándose que suele estar igualmente alterada la función hepática.

Obesidad

Se plantea que la ingestión de dietas ricas en grasa favorece la disminución de la actividad de la glutatión peroxidasa en el corazón y otros órganos, lo mismo que del selenio. En conclusión, dietas altas en grasas y en colesterol inducen un desbalance de la defensa antioxidante lo cual provocará un aumento en el peso.

Ulcera péptica

La participación de la enzima en esta enfermedad es relevante ya que en ensayos realizados se encontró un déficit enzimático, tanto en el tejido hepático, como en la mucosa gástrica. Cuando se administraron suplementos de proteínas, mejoró el efecto de las enzimas.

Enfermedad de Parkinson

Esta enfermedad se caracteriza por una disminución de las concentraciones de glutatión peroxidasa en la sustancia nigra del cerebro.

Isquemia/repercusión

En estudios en los que se ha sometido al corazón a isquemia temporal seguida de reperfusión, los resultados indicaron la estimulación de las enzimas antioxidantes después de repetidos episodios de isquemia-reperfusión; lo que sugiere que el precondicionamiento de un corazón por isquemia repetida puede provocar la activación de su sistema de defensa oxidativo, la que puede desempeñar un papel importante en la preservación del miocardio durante el daño por isquemia y reperfusión.

Ejercicio físico y envejecimiento

Se ha demostrado que durante el ejercicio físico y el envejecimiento, el sistema antioxidante sufre una importante alteración. Las enzimas antioxidantes SOD y CAT del hígado y el miocardio muestran una disminución general a edades mayores, mientras que las enzimas relacionadas con el hígado y en las mitocondriales del corazón, aumentan significativamente. Las enzimas antioxidantes del músculo esquelético están uniformemente elevadas durante el envejecimiento y una práctica continuada de ejercicio moderado puede aumentar la actividad de ciertas enzimas antioxidantes en varios tejidos.

Sin embargo, la práctica de ejercicio tiene poco efecto sobre los sistemas enzimáticos hepáticos o miocárdicos pero puede provocar respuestas adaptativas en las enzimas antioxidantes del músculo esquelético. Estos hallazgos sugieren que tanto el envejecimiento como el ejercicio intenso pueden provocar estrés oxidativo al organismo. La suplementación con carbohidratos previene en parte los daños ocasionados por la oxidación.

HIERRO

Es parte fundamental de las proteínas transportadoras de oxígeno (hemoglobina y mioglobina), participando además en la síntesis de enzimas y favoreciendo el transporte de electrones en la cadena respiratoria.

El hierro total en un adulto varón sano es de 3,45 gr. y en las mujeres 2,45 gr, encontrándose mayormente concentrado en la hemoglobina y el resto en los tejidos musculares como mioglobina y el enzima mitocromo, así como en el hígado, bazo y médula ósea. La cantidad de ferritina sérica refleja con bastante exactitud las reservas de hierro orgánico, siendo lo normal de 94 ng/ml en varones y 34 ng/ml en las mujeres.

La hemoglobina de los hematíes contiene un 0,40 del hierro total y como siderofilina plasmática encontramos 1mg/l. El bazo y el hígado son una buena fuente de hierro, siendo el hígado el que transforma el hierro radiactivo ingerido en ferritina, una proteína compuesta por óxido de hierro y fósforo hidratado, la cual facilita la absorción y almacenamiento del hierro disponible.

Los compuestos de hierro heme (orgánico) y quelatos son absorbidos merced a la acción del ácido clorhídrico para formar moléculas e iones férricos. Estos iones reaccionan con otros agentes y se absorben a nivel del intestino y se deposita ya como ferritina, salvo una pequeña parte que se utiliza en las mitocondrias. La parte de hierro que llega a los eritrocitos que se están desarrollando en la médula ósea, se combina con globulina y forma la hemoglobina, la cual es liberada al torrente sanguíneo incorporada a los hematíes. Estos corpúsculos tienen una vida media de 117 días y cuando se desintegran son eliminados de la circulación por el bazo, excretándose como bilirrubina en la bilis y reingresándose el hierro en el plasma para unirse a la transferrina. Estas células fagocíticas son la fuente principal de hierro que llega al plasma.

Alrededor de las 2/3 partes de las pérdidas normales de hierro se producen por pérdidas sanguíneas gastrointestinales.

La absorción del hierro presente en cualquiera alimento está afectada por la composición de la comida. Así, por ejemplo, si comemos huevos y pan por separado es del 1% y 30% respectivamente, pero si se comen juntos aumenta la cantidad de hierro que se absorbe de los huevos, hasta un 5%. Algunos compuestos que bloquean la absorción de hierro son el calcio, el fósforo y beber té, en este caso por oxidación del metal. En el caso contrario, la vitamina C mantiene al hierro más soluble y mejora hasta tres veces su absorción intestinal, aunque no se sabe su eficacia a largo plazo.

Causas de deficiencia

• En la menstruación se pierden aproximadamente de 0,5 a 0,8 mg/día y durante la lactancia 0,5 mg que van a parar al niño.

• En épocas de calor se pierden por sudor casi 1 mg/día. Se elimina, además, por las uñas, el pelo y la piel.

• La carencia de vitamina C impide la conversión a ferrosa, lo mismo que la de vitamina E.

• Dosis extras de fósforo impiden su absorción, aunque el calcio la favorece.

• Cuando hay un aumento de la motilidad intestinal o cuando se toma regularmente salvado, hay una menor absorción de hierro.

• El café y el té dificultad su absorción lo mismo que tomar medicamentos alcalinos para combatir la acidez.

• Las enfermedades hepáticas liberan el hierro almacenado.

• Las hemorragias, aunque pequeñas, aumentan sensiblemente las demandas.

• Los parásitos intestinales impiden cubrir las necesidades diarias.

• Hay pérdidas continuas por encías sangrantes, hemorroides y úlceras gástricas.

• La presencia de cobre es esencial en su metabolización.

• Las dietas de adelgazamiento siempre producen anemia aunque se suministre hierro extra. Esta carencia puede ser debida a la imposibilidad de absorber el hierro inorgánico de los medicamentos o a la falta de la necesaria acidez gástrica.

• La toma continuada de aspirina, tan recetada para prevenir la trombosis, aumenta las demandas de hierro.

Fuentes naturales

En este caso no basta con una cantidad de hierro alta en un alimento, sino que también hay que tener en cuenta la absorción. Para aclararnos emplearé las letras A, M y B, para definir si la absorción es alta, media o baja. Cuando no se conocen datos no se incluye letra alguna.

Almendras...................... 4 mg   B
Albaricoques................... 4,1 mg B
Berros............................ 1,5 mg B
Calabaza.........................11 mg B
Carne de vaca.................. 3 mg A
Espinacas........................ 3 mg B
Embutidos.......................20 mg A
Harina de avena............... 4 mg B
Hígado............................ 11 mg A
Legumbres.......................2 mg M
Levadura..........................7 mg M
Mariscos......................... 7 mg A
Melaza de caña.............. .29 mg B
Sardinas.......................... 3 mg A
Soja................................ 3 mg M

INDOLES

En animales alimentados con dietas conteniendo indoles se ha comprobado que estos compuestos aumentan la conversión de elementos de tipo estrogénico, a formas inactivas de estas hormonas. También existe evidencia de que cuando los indoles bloquean los receptores de hormonaso estrogénicas, inhiben el crecimiento de tumores de las glándulas mamarias y de otros tipos de tumores. Otro modo de acción de los indoles es por inducción de la actividad de las enzimas que detoxifican a compuestos cancerígenos.

Al remover los cancerígenos potenciales, los indoles directamente bloquean el proceso de carcinogénesis. Los indoles incluyen nutrientes que interaccionan con la vitamina C, lo cual no es sorprendente puesto que los vegetales que contienen indoles también contienen cantidades significativas de vitamina C. Los indoles se unen a los compuestos cancerígenos y activan las enzimas detoxificantes, en su mayoría en el tracto gastrointestinal. El producto mas activo es el "ascorbígeno" considerado un metabolito "activo" de la vitamina C.

En resumen, podemos considerar que los indoles son de gran utilidad en cánceres de mujer, especialmente aquellos dependientes de la acción de los estrógenos.

Isoprenoides
Los isoprenoides neutralizan los radicales libres en una forma única. Cualquier radical libre que intenta unirse a la región lípida de la membrana celular, es atrapado rápidamente por los isoprenoides y entregado a otros antioxidantes para su destrucción.

Los esteroides pueden considerarse también lípidos isoprenoides, puesto que en último término proceden del isopentenilpirofosfato.

ISOTIOCIANATOS

Según dos estudios recientes, un grupo de compuestos presentes en una gran variedad de verduras comunes podría ayudar a ralentizar el desarrollo del cáncer de pulmón, suprimiendo el crecimiento de tumores mediante el bloqueo de enzimas. Estos compuestos, conocidos como

53

isotiocianatos, son sustancias químicas que contienen azufre y le dan buena parte del sabor a las coles, brécol, calabaza, mostaza, nabos, berros; en general, a las verduras crucíferas que forman parte de la familia del repollo. Otros alimentos ricos en isotiocianatos incluyen las berzas, el repollo chino y el rábano picante.

La característica importante de estos estudios es que al tratar lesiones no cancerosas con este compuesto, la transición entre las lesiones benignas y las malignas se hace realmente más lenta. En experimentos de laboratorio, los investigadores hallaron que los isotiocianatos reducían el crecimiento de las células del cáncer de vejiga.

ISOFLAVONAS

Tanto la soja como algunos de sus derivados, tofu (queso de leche de soja) y tempeh (semillas de soja a las que se añade un hongo específico para su fermentación), parecen influir favorablemente en el cáncer de matriz y de mama.

Las isoflavonas funcionan en forma bastante similar a los flavonoides, en el sentido que bloquean efectivamente las enzimas que promueven los crecimientos tumorales y aparentemente actúan también como hormonas. La genisteina y daidzeina que se encuentran en la soya son ejemplos de isoflavonas, siendo mejor conocidas por sus efectos antitumorales en cáncer de la glándula mamaria en animales experimentales.

El papel de las isoflavonas es apreciado ampliamente y actualmente es asunto de intensa investigación. La doble actividad de las isoflavonas (actuando a la vez como estrogénicas y antiestrogénicas), le confieren una serie de cualidades que permiten regular el balance hormonal en la mujer, pudiendo prevenir la osteoporosis y actuar como potentes antioxidantes que protegen frente al desarrollo de cáncer de mama. Las isoflavonas causan este efecto al competir con el propio estrógeno del cuerpo por los mismos sitios receptores de las células. Algunas de las enfermedades inducidas por exceso de estrógenos, pueden disminuirse de esta manera.

Las isoflavonas también pueden tener actividad estrogénica. Si durante la menopausia el nivel natural de estrógenos cae, las isoflavonas pueden compensar esto uniéndose a los mismos sitios del receptor, de tal modo que alivia los síntomas de la menopausia.

Un reciente estudio ha demostrado que las isoflavonas tienen potentes propiedades antioxidantes, comparables a la vitamina E. Los poderes antioxidantes de las isoflavonas pueden reducir el riesgo a largo plazo de cáncer, previniendo el daño del radical libre de ADN. El Genistein es el antioxidante más potente entre las isoflavonas de la soya, seguido por el daidzein.

La mejor manera de consumir las isoflavonas es utilizando las semillas de soja en sus numerosas variantes, siendo bastante estables y no se destruyen bajo condiciones normales de cocción.

Procedencia
Los fitonutrientes de esta subclase provienen de fríjoles - especialmente la soja y trébol rojo- y de otras leguminosas y son ejemplo de flavonoides no cítricos. Se encuentran en menor cantidad en el té verde, guisantes, lentejas, garbanzos, cacahuetes.

Indicaciones
Menopausia
Recientes estudios han encontrado que las isoflavonas de la soya pueden disminuir diversos síntomas de la menopausia, como son los sofocos, fatiga, sudor nocturno, cambios en el estado de ánimo, etc. e incrementa la densidad ósea en las mujeres. De hecho, muchos problemas de salud, menopáusicos y post-menopáusicos, pueden ser resultado de una falta de isoflavonas en la dieta occidental típica. Aunque

los resultados del estudio no son completamente consistentes, las isoflavonas de la soja o el trébol rojo pueden ser provechosas para los síntomas de menopausia.

Cardiopatías

Las isoflavonas de la soja también parecen reducir el riesgo de enfermedades cardiovasculares por medio de distintos mecanismos, inhibiendo el crecimiento de las células que forman la placa que obstruye la arteria. Estas arterias normalmente forman coágulos de sangre que pueden llevar a un ataque cardíaco.

Colesterol

Se ha demostrado igualmente que la soja es definitivamente eficaz para mejorar el nivel del colesterol.

Prostatitis

Comiendo productos ricos en Isoflavonas se puede proteger contra la hipertrofia de la glándula prostática. Además, los estudios demuestran que las isoflavonas retardan el crecimiento de cáncer de próstata y eliminan las células cancerosas inicialmente formadas. Su efecto es similar al de muchas drogas comunes de tratamiento contra el cáncer.

La genisteína ha demostrado tener un efecto en la célula del cáncer de próstata, y en ratones implantados con células de cáncer de próstata humana disminuye el crecimiento tumoral.

Osteoporosis

Las isoflavonas contribuyen a mantener una buena salud ósea, ayudando en la prevención de la osteoporosis. Ésta es la razón por la que la gente en China y Japón tiene muy raramente osteoporosis, a pesar de su bajo consumo de productos lácteos, mientras que en Europa y Norteamérica sucede lo contrario. A diferencia del estrógeno, que ayuda a la prevención de la destrucción del hueso, la evidencia sugiere que las isoflavonas también puedan ayudar en la formación del nuevo hueso.

Cáncer

Las isoflavonas compiten con los estrógenos producidos por el cuerpo o introducidos y previenen que éstos activen los receptores de estrógenos disminuyendo así las probabilidades de desarrollar cánceres relacionados con hormonas.

Las isoflavonas ayudan además a prevenir el proceso de formación de nuevos vasos sanguíneos, propios de la formación de un tumor. De esta forma se deja al tumor sin fuente de alimentación impidiendo que crezca y se facilita que el organismo pueda eliminarlo.

Las isoflavonas actúan en cierto modo contra las células de cáncer similar a muchas drogas comunes de tratamiento contra el mismo. Los estudios basados en poblaciones muestran una fuerte unión entre el consumo de isoflavonas y una reducción del riesgo de cáncer de mama y endometrial. Las mujeres que comieron la mayoría de los productos de la soja y otras comidas ricas en isoflavonas redujeron el riesgo de cáncer endometrial en un 54%.

Genisteína y daidzeína

Estos "fitoestrógenos" son débiles agonistas del estrógeno y pueden actuar como tal, especialmente en mujeres con bajos niveles de estrógeno. Ambas compiten entre ellos y bloquean el receptor hormonal normal y de esta forma interfieren con los efectos de crecimiento de las hormonas naturales. En los primeros estudios sobre la acción de estos compuestos se observó que bloqueaban los efectos de las hormonas estrogénicas, principalmente del estradiol en su inhibición de carcinogénesis mamaria.

También se ha observado que la genisteína y la daidzeína tienen un efecto inhibitorio de los andrógenos (por ejemplo, de la testosterona) y en los procesos de carcinogénesis prostática.

La genisteina y la daidzeina están clasificadas como isoflavonas debido a que contienen la estructura 3-fenilcromona.

LICOPENOS

El licopeno es un pigmento vegetal, soluble en grasas, que aporta el color rojo característico a los tomates, sandías y en menor cantidad a otras frutas y verduras. Pertenece a la familia de los carotinoides como el β-caroteno, sustancias que no sintetiza el cuerpo humano, sino los vegetales y algunos microorganismos, debiéndolo tomar en la alimentación como micronutriente.

Composición química del licopeno

El licopeno es uno de los primeros carotenoides que aparecen en la síntesis de este tipo de compuestos, constituyendo la base molecular para la síntesis de los restantes carotenoides. El licopeno es un carotenoide de estructura sencilla con una cadena alifática formada por cuarenta átomos de carbono. El licopeno es un carotenoide altamente lipofílico que se caracteriza por carecer de anillos cíclicos y poseer un gran número de dobles enlaces conjugados. Su obtención por síntesis química aún no está totalmente establecida y, a diferencia de otros carotenoides como el β-caroteno producido a gran escala por síntesis, el licopeno se obtiene fundamentalmente a partir de fuentes naturales, hongos y muy especialmente tomates. Sin embargo, los sistemas de extracción son costosos y el licopeno presenta una baja estabilidad, lo que ha limitado su utilización como colorante alimenticio.

Tras un estudio de seis años realizado en Grecia e Italia, en donde un grupo testigo de consumidores de tomates y sus productos (incluso el ketchup) tenía menor tasa de patología prostática.

Este hallazgo es importante debido a que el cáncer de próstata es el más frecuente entre los hombres en Estados Unidos, causante de 40 a 50 mil muertes por año, hecho que se atribuía a los beta carotenos. Ese mismo estudio demostró que cuando los licopenos se toman simultáneamente con grasas, como cuando se fríe el tomate en aceite, aumenta su absorción intestinal, lo que da como resultado un aumento de 2 a 3 veces la concentración plasmática de licopenos.

Como en el resto de los nutrientes analizados, el licopeno actúa contra el cáncer de próstata gracias a sus funciones antioxidantes, su habilidad para combatir radicales libres, las moléculas que dañan las membranas celulares y el ADN. ¿Por qué esta conclusión? Porque los derivados de la oxidación del colesterol están siempre presentes en las secreciones prostáticas. Otra teoría, es que las hormonas femeninas pueden ser un factor importante en el desarrollo del cáncer de próstata en los hombres. Especialmente el estrógeno, uno de los factores más sospechosos y caracterizados como factor de riesgo del cáncer de mama, segunda causa de muerte por cáncer de los Estados Unidos, pueden contribuir al cáncer de próstata. Investigaciones recientes sugieren que ambos cánceres tienen la misma raíz: daño al ADN por el estrógeno. La evidencia básica que sostiene esta teoría es que en el cáncer de próstata una extensa oxidación tuvo lugar en las áreas precisas donde se formaron los tumores. Este daño se acelera con la edad, junto con la incidencia de cáncer.

Fuentes del licopeno

En nuestra dieta obtenemos licopeno a partir de alimentos muy definidos, fundamentalmente a través del consumo de tomate y derivados (salsas, tomate frito, tomate triturado, ketchup, pizzas, zumos) y de sandía. En el tomate maduro, el carotenoide mayoritario es el licopeno que lo contiene en aproximadamente en un 83% y en porcentaje también importante, se encuentra el β-caroteno, entre un 3-7%, y otros como son el γ-caroteno, que al igual que el β-caroteno tienen actividad provitamínica A, fitoeno, fitoflueno, etc. El contenido en licopeno aumenta con la maduración de los tomates y puede presentar grandes variaciones según la variedad, condiciones del cultivo como el tipo de suelo y clima, tipo de almacenamiento, etc. La cantidad de licopeno en los tomates de ensalada está alrededor de 3000 µg/100g y en los de "tipo pera" es más de diez veces esa cifra. De forma general, el contenido de licopeno es menor en los tomates cultivados en invernadero, en cualquier estación, que en los tomates producidos al aire libre durante el verano, así como también el contenido de licopeno es menor en frutos que se recolectan verdes y maduran en almacén en comparación con los frutos madurados en la tomatera.

Actualmente es posible obtener por ingeniería genética, tomates que contienen más de tres veces la cantidad de licopeno que el resto de los tomates.

La facilidad con la que incorporamos el licopeno a nuestro organismo, es decir, su biodisponibilidad, es diferente según la forma en que lo consumamos, así por ejemplo cuando se toma con aceite se facilita su absorción. Las investigaciones confirman que la absorción intestinal del licopeno es mucho mejor (hasta 2,5 veces más) si se consume cuando se calienta como las salsas que como fruta natural o zumo, debido a que el licopeno se absorbe mejor a través de las grasas y aceites por su liposolubilidad y a que, con temperaturas altas, se rompen las paredes celulares del fruto, que son las que dificultan la absorción del licopeno. El licopeno se encuentra presente en el organismo humano tanto en sangre en cantidad de 30 µg/dl como en tejidos, distribuyéndose de forma variable. El licopeno es el carotenoide predominante en la composición de los tejidos humanos, concentrándose especialmente en la próstata, lo que podría explicar su fuerte acción preventiva en la aparición de cáncer de próstata.

Mecanismo de acción del licopeno

El licopeno posee propiedades antioxidantes, y actúa protegiendo a las células humanas del estrés oxidativo, producido por la acción de los radicales libres, que son uno de los principales responsables de las enfermedades cardiovasculares, del cáncer y del envejecimiento. Además, actúa modulando las moléculas responsables de la regulación del ciclo celular y produciendo una regresión de ciertas lesiones cancerosas. No se conoce exactamente las bases biológicas ni fisicoquímicas de estas propiedades, pero parecen directamente relacionadas con el elevado poder antioxidante del licopeno, mucho más que otros antioxidantes como la vitamina E o el β-caroteno. Un gran número de procesos cancerígenos y degenerativos están asociados a daños oxidativos sobre el genoma y los mecanismos genéticos de control de la proliferación y diferenciación celular. El licopeno actuaría como un potente neutralizador de radicales libres (óxido y peróxido) atenuando los daños oxidativos sobre los tejidos.

Beneficios del licopeno

Cada vez existen más estudios epidemiológicos que sugieren que el consumo de licopeno tiene un efecto beneficioso sobre la salud humana, reduciendo notablemente la incidencia de las patologías cancerosas, sobre todo, de pulmón, próstata y tracto digestivo, cardiovasculares y del envejecimiento. También existen evidencias científicas de que previene el síndrome de degeneración macular, principal causa de ceguera en la gente mayor de 65 años.
Un estudio realizado por investigadores de la Universidad de Harvard, reveló que el consumo de licopeno redujo en un 45% las posibilidades de desarrollar cáncer de próstata en una población de 48.000 sujetos que tenían en su dieta por lo menos 10 raciones semanales de tomate o subproductos de éste. La investigación duró seis años. Otras investigaciones descubrieron que el licopeno también reduce los niveles de colesterol en forma de lipoproteína de baja densidad (LDL), que produce aterosclerosis, por lo que la ingesta de tomates reduce la incidencia de enfermedades cardiovasculares.

Los primeros estudios se centraron en los beneficios que aportaban en la prevención de ciertos cánceres, mostraban que aquellas personas que lo consumían con frecuencia estaban menos expuestas a cánceres que afectaban al sistema digestivo y al reproductor tales como el de colon y de próstata.

Otros posteriores venían a demostrar las propiedades del antienvejecimiento del licopeno. Un ejemplo es el llevado a cabo con un grupo de 90 monjas, en el sur de Italia, con edades comprendidas entre los 77 y los 98 años. Aquellas con índices mayores de licopeno en la sangre tenían una mayor agilidad a la hora de realizar todo tipo de actividades.

Se estima que, en España, a partir de frutas y hortalizas frescas, la cantidad de licopeno consumido es de aproximadamente 1,3 mg/persona/día.

No se han descrito problemas de toxicidad ante un aumento en la ingesta dietética de licopeno, salvo en la carotenodermia.

La biodisponibilidad de licopeno es bastante variable según su forma de aporte y su posible beneficio podría ser el resultado de complejas interacciones entre varios carotenoides, vitaminas y otros componentes de la dieta.

No existe evidencia científica sobre la suplementación con licopeno en nuestra dieta, ni cuál es la dosis correcta, ni sobre qué grupo de población administrarlo, ni la duración de dicha suplementación.

LIGNANOS

Los lignanos son compuestos químicos (enterodiol, enterolactona), perteneciente al grupo de los fitoestrógenos, de bajo peso molecular que se encuentran en muchas frutas y vegetales tales como el brécol. Al igual que los flavonoides, los lignanos tienen una débil actividad estrogénica y compiten con los compuestos estrogénicos normales, no permitiéndoles promover el crecimiento de tumores. Investigaciones epidemiológicas apoyan la hipótesis de que los países con más altos niveles de consumo de flavonoides y lignanos en su dieta tienen las más bajas incidencias de cáncer, especial los de mama y de colon.

La linaza es también una de las fuentes vegetales más ricas de lignanos, proveyendo hasta 800 veces más de lignanos que la mayoría de los alimentos en una dieta vegetariana. Los elementos lignanos constituyentes de la linaza (no del aceite de linaza) poseen un antioxidante y posibles propiedades agonistas/antagonistas de receptores de estrógenos, apoyando las teorías para el tratamiento del cáncer de seno. Como fuente de mucílago de fibra, las semillas de lino poseen propiedades laxantes, pero se recomienda tomar pequeñas dosis diarias y acompañarlas con abundante agua.

Los efectos de la linaza en los niveles de glucosa en la sangre también son ahora objeto de estudio.

LUTEÍNA

La luteína es un compuesto químico perteneciente al grupo de las xantofilas. Es un pigmento amarillo encontrado en plantas, algas y bacterias fotosintéticas.

Algunas de las fuentes de luteína son los pimientos rojos, coles, repollo, lechuga, espinacas, maíz, mostaza, yemas de huevo, caléndula, guisantes, puerros, arándanos, brócoli, acelga, tomate, plátano, perejil, apio, semillas de calabaza y naranja. La yema de huevo posee un 85% de luteína, el maíz un 60 % y el brócoli un 20 %.

La luteína cultivada sobre la microalga Muriellopsis es uno de los últimos métodos para obtenerla a gran escala, ya que también se puede usar como colorante biológico para alimentos, aditivos para piensos de animales de granja (ayudan en la pigmentación de yemas de huevo), en la acuicultura (mariscos, salmones, etc.), medicamentos y productos cosméticos.

Debido a que la luteína no puede producirse por animales, es incluida en complementos alimenticios como antioxidante. Junto con la zeaxantina se encuentran en la mácula ocular, sin embargo, estos compuestos no son transformados en retinol. Se le relaciona con la reducción de la degeneración de la mácula ocular, teniendo como efecto una mejor visión y evitando la progresión de cataratas.

Algunos individuos no absorben bien la luteína. Las personas con ojos azules, las mujeres post-menopausicas y los fumadores, son algunos ejemplos.

Funciones corporales

La luteína tiene propiedades antioxidantes, y este efecto hace que sus usos terapéuticos sean muy diversos. Protege la vista de dos maneras diferentes: una gracias a su efecto antioxidante (la parte externa de la retina es rica en ácidos poliinsaturados que son atacados por los radicales libres y sufren un proceso de oxidación debido a la incidencia de la luz en esta área), y otro es gracias a que actúa como un filtro de luz, protegiendo la vista de algunos de los efectos dañinos del sol. Una de sus propiedades más estudiadas es la de proteger un punto de la retina ocular llamado mácula que es donde el ojo tiene mayor agudeza visual.

Protege nuestra piel de la radiación solar gracias a su efecto antioxidante.

El hecho de ser uno de los carotenoides más potentes, puede ser importante a la hora de prevenir procesos tumorales y cancerígenos (aunque es cierto que eso depende también de muchísimos otros factores), ya que mejora el sistema inmune y la comunicación celular.

Indicaciones

Hay varios estudios sobre cómo el cáncer de colon y de próstata son menos frecuentes en poblaciones con una dieta rica en luteína.

La Luteína puede ayudarnos en la lucha contra la degeneración macular y también como prevención o tratamiento coadyuvante de las cataratas.

La luteína en suplementos debe tomarse junto con las comidas para mejorar la absorción.
Con tomar un mínimo de un plato de verduras al día (zanahoria, brócoli, acelgas, etc.), ya nos estamos garantizando la ingesta mínima diaria necesaria (unos 5 mg.) de este antioxidante tan interesante.

MANGANESO

En 1774 el investigador Schule descubre al manganeso en la ceniza de algunos vegetales, siendo Gabriel Bertrand quien investiga su papel en la activación de lactasa y su presencia en la sangre, los huesos, el hígado, los riñones, el páncreas, la epífisis y la retina. También se encuentra manganeso en el pigmento de los mariscos y en los cabellos, uñas y huesos de los animales.
Un adulto sano tiene aproximadamente unos 20 mg de manganeso corporal. Sin embargo, su acción no está influida por la cantidad sino simplemente por su presencia, aunque sea a muy bajas dosis. Esto explica que no se conozcan deficiencias en manganeso en el hombre a pesar de que apenas absorbemos el 5% del total ingerido.
Su absorción puede quedar bloqueada por el hierro, el calcio o el fósforo. Se elimina por heces en una cantidad aproximada de 4 mg/día.

Funciones orgánicas
No es un elemento nutriente como los demás minerales sino que lo podemos considerar como un catalizador, algo que debe estar presente para que se realicen funciones vitales, y su importancia radica en que es capaz de actuar así en docenas de funciones.

Aunque los estudios sobre este mineral no han hecho nada más que empezar sabemos que influye en la formación del niño durante el embarazo, e incluso que es decisivo para que se realicen las contracciones uterinas que avisan de la inminencia del parto. También y por motivos que se desconocen, aseguran un parto poco doloroso y sin complicaciones.

Reduce la predisposición mórbida a padecer enfermedades alérgicas y artríticas. Cuando la enfermedad está ya declarada acorta el proceso. Posiblemente esto se debe a su efecto antioxidantes.

Participa en la formación de los ácidos nucleicos.

Es necesario para el buen rendimiento del sistema nervioso a través de su acción sobre la colina.

Interviene en el metabolismo de las vitaminas C, H, B-1 y E.

Participa en la formación de la hemoglobina.

Es uno de los elementos esenciales en el ciclo de Kreps, interviniendo, por tanto, en la producción de la energía.

Interviene en la producción hormonal, especialmente las hormonas tiroideas, sexuales y pancreáticas.

Funciona como catalizador en el control del colesterol y la producción de glucógeno hepático.

Ayuda al crecimiento infantil a través de su acción sobre la síntesis de las proteínas.

Mejora la respuesta del organismo ante las enfermedades infecciosas y estimula la formación de anticuerpos e interferón endógeno.

Favorece la regeneración del sistema articular, óseo y cartilaginoso.

Procedencia

Una de las mejores fuentes es el té inglés, ya que una taza suministra nada menos que 1 mg.

También lo encontramos en los frutos secos como las almendras y las nueces, los cereales integrales (blanqueados pierden hasta el 90% del manganeso), las hortalizas y las espinacas. Las especias también contienen grandes cantidades.

También hay manganeso en las harinas de los huesos, la carne y vísceras de los mamíferos y la leche. En la col, berros, dátiles, escarola, espárragos, lechuga, manzana, naranja, pera, polen, remolacha y zanahorias.

Aplicaciones no carenciales

Es uno de los minerales que más aplicaciones terapéuticas tienen, cualidad especialmente curiosa teniendo en cuenta que no se conocen carencias de él, salvo una persona cuya deficiencia era tan absoluta que le produjo pérdida del peso, canicie, dermatitis, náuseas y bajo nivel de colesterol.

Estas son sus aplicaciones:

- Artritis y artrosis, reumatismos.
- Alergias en general, especialmente de vías respiratorias, incluidas las de tipo asmático.
- Jaquecas espasmódicas vasculares o de origen hepático.
- Urticarias, eczemas, picores y alergias cutáneas.
- Taquicardias, alteraciones de la tensión arterial (descompensada, variable).
- Aumento en la velocidad de sedimentación globular.
- Intolerancias digestivas de origen hepático.
- Hipertiroidismo.
- Dismenorreas, metrorragias, dificultades pre parto.
- Mal drenaje de los productos catabólicos.
- Exceso de colesterol.
- Alteraciones del comportamiento con irritabilidad y ansiedad.
- Náuseas y vómitos inespecíficos.
- Ataxias, distrofias musculares, falta de energía.
- Zumbidos de oído, otosclerosis, hipoacusias.
- Ceguera.

- Esclerosis múltiple.
- Comportamiento inquieto, esquizofrenia leve.
- Epilepsia infantil.
- Altos niveles de cobre.
- Enfermedades cardiacas.
- Acetonemia infantil.
- Colitis por ansiedad.
- Ulcera gastroduodenal por nerviosismo.
- Cistitis infecciosa.
- Preventivo de la prostatitis.
- Litiasis renal.
- Tuberculosis renal evolutiva.
- Parotiditis con espasmofilia.
- Ciática.
- Falta de memoria en adultos.
- Degeneración grasa del hígado.

Exceso

Al igual que ya mencionamos en otros minerales, el uso de suplementos dietéticos no puede implicar exceso de manganeso, aunque siempre pueden existir respuestas individuales que hay que tener en cuenta.

Se conocen algunos excesos que producen mala absorción del hierro, el calcio y el fósforo, y alteraciones en la síntesis de la hemoglobina.

MELATONINA

La melatonina, descubierta en 1969, es una hormona segregada por la hipófisis, que tiene su mayor incidencia en la pubertad. Sin embargo, también se ha constatado que hay un trastorno, denominado "*jet lag*" o desfase en el sueño, ocasionado por el desfase de horario, que se puede curar con suplementos de melatonina, utilidad que posteriormente se amplió a la anorexia y la depresión.

Los niveles de melatonina descienden progresivamente con la edad: muy alta en la niñez y bajando a medida que va avanzando la vida, siendo su falta la causa de estos trastornos del sueño.

Realmente se trata de una indolamina, derivada del indol (hidrocarburo que tiene un anillo hexagonal unido a uno pentagonal), producida por la glándula hipófisis a partir del triptófano, uno de los 20 aminoácidos fundamentales que componen la materia viva.

Se conoce cierta producción de esta hormona siguiendo el ritmo circadiano, aumentando durante la noche y disminuyendo durante el día. Esto se debe a que la luz ambiental que va desde la retina pasando por el cuerpo geniculado lateral hasta la glándula pineal, frena su producción. En los jóvenes, los niveles plasmáticos de melatonina a diferentes horas del día son siempre más elevados que los equivalentes a un adulto, de manera que al ser la melatonina la hormona que gobierna el sueño no es sorprendente que los jóvenes duerman mejor que los mayores. También se ha comprobado que los niveles de melatonina están disminuidos en la depresión y la menopausia.

RESVERATROL

El resveratrol es una fitoalexina presente en las uvas y en productos derivados como vino, mosto, etc., y en otros alimentos como las ostras, maní (cacahuete) y las nueces. El resveratrol también se produce por síntesis química.

"El resveratrol es actualmente un tema de numerosos estudios sobre sus efectos en animales y seres humanos. Los efectos del resveratrol en la esperanza de vida de muchos organismos modelo siguen en controversia, con efectos inciertos en moscas de la fruta, los gusanos nematodos y los pescados de corta vida. En experimentos con ratas y ratones se han especulado sobre los efectos beneficiosos anticancerígenos, antiinflamatorios, bajada del azúcar en la sangre y otros beneficios cardiovasculares. La mayor parte de estos resultados aún no se han replicado en los seres humanos.

En el único ensayo positivo en humanos, han sido necesarias dosis extremadamente altas (3-5 g) de resveratrol en una fórmula patentada para bajar significativamente el nivel de azúcar en la sangre. A pesar de su difusión comercial alegando los efectos antienvejecimiento del resveratrol, no existe evidencia científica para la aplicación de estos créditos en mamíferos." Estudios recientes han revelado que esta sustancia es también beneficiosa en el tratamiento de la obesidad.

En cuanto a su papel como sustancia ergogénica en el deporte, se ha demostrado en animales de experimentación que mejora la capacidad física de los animales sometidos a dieta enriquecida con este producto. No obstante son necesarios estudios en humanos para aclarar su verdadero papel en la fisiología y nutrición deportivas. Algún estudio apunta que el Resveratrol puede ser contraproducente en personas que reciben quimioterapia con Paclitaxel (Taxol (R)) para un cáncer de mama.

SELENIO

Las primeras experiencias se hicieron con animales y se vio, como dato más concluyente, que prolongaba sensiblemente la vida, más que nada debido a su acción antioxidante y su propiedad para prevenir las enfermedades coronarias. El único requisito imprescindible para que el selenio tuviera estas propiedades era que se administrara en forma natural, procedente de la tierra y que se empleara durante bastantes años. Su carencia, por el contrario, provocaba un envejecimiento precoz, llegando a encontrarse diferencias entre los animales de experimentación de hasta un 25% más de longevidad en los que tomaban suplementos.

Pero las investigaciones sobre sus funciones aún no estaban claras hasta que se descubrió un dato importante: la vitamina E, para poder ejercer sus funciones como antioxidante, necesitaba la presencia del selenio; la sinergia era un hecho ya comprobado. La acción conjunta de ambos nutrientes conseguía detener la acción nociva de los radicales libres, los cuales eran capaces de producir reacciones en cadena mortales. Unidos a los constituyentes grasos de las células se multiplican y obtienen una fuerza extra, la cual es detenida por los antioxidantes, entre los cuales está la vitamina E.

El modo en que ambas sustancias actúan sinérgicamente se cree se debe a una enzima específica denominada peroxidasa glutationa, la cual acelera las reacciones corporales, siempre y cuando esté protegida por la vitamina E.

Funciones corporales

Es un potente y eficaz antioxidante.

Mantiene en buen estado las funciones hepáticas, cardiacas y reproductoras.

Colabora en la elasticidad cutánea y tendinosa, así como en el buen estado de las articulaciones.

Es necesario en la síntesis de las prostaglandinas, la formación del semen, la formación de la coenzima Q-10 y las defensas orgánicas inespecíficas.

Por su acción antioxidante previene del cáncer, el envejecimiento prematuro, las alteraciones de la piel y el cabello, la diabetes, así como la falta de vigor muscular.

Selenio y vejez

Los resultados obtenidos demostraron que durante la ingestión de selenio se destruían menos células y que los procesos de envejecimiento eran más lentos. No es que se pueda detener la vejez, pero lo que sí se puede conseguir es que ésta no aparezca antes de tiempo, hasta que quizá llegue el día en que podamos vivir los 120 años que parece nos corresponden y que solamente una vida errónea arrastrada durante generaciones hace que esto no sea posible.

Estudios más recientes han demostrado que los procesos acelerados del envejecimiento son los que hacen a las personas vulnerables al cáncer.

Selenio y cáncer

La mayoría de los casos de cáncer parece ser que están producidos por un daño químico en las membranas de las células que facilita la mutación de éstas. Una célula puede entonces crecer o multiplicarse y producir un cáncer extenso y es precisamente esta membrana afectada lo que hace difícil luchar contra esta proliferación celular, ya que es muy difícil romperla o privar a las células malignas de ella. Gracias a la membrana quedan aisladas del exterior y al mismo tiempo su permeabilidad les asegura el paso de los elementos nutritivos. Si conseguimos que no se puedan nutrir, mueren al poco tiempo.

La presencia de los radicales libres aumenta su voracidad y posiblemente controlando estos radicales podremos conseguir que las células cancerosas no proliferen y puedan ser destruidas solamente con las reservas orgánicas.

Los estudios sobre el cáncer de mama en los humanos dejaron bien patentes que éste estaba influido grandemente por la dieta, ya que aquellas mujeres que no eran comedoras de carne y que hacían consumo frecuente de cereales integrales y pescado, ambos muy ricos en selenio y vitamina E, tenían una mortandad menor por este motivo que las comedoras de carne.

La cantidad de selenio sanguíneo necesario para prevenir del cáncer y otras enfermedades degenerativas deberá oscilar entre 0,26 y 0,29 partes por millón. Si un paciente de cáncer tiene bajos niveles de selenio desarrolla una tendencia grande a que se produzca metástasis. Otras experiencias demostraron que el agua de manantial suele contener cantidades significativa de selenio, incluso para prevenir del cáncer, y que una forma de selenio, la selenocisteína, en unión a la vitamina A, es activa contra la leucemia.

Selenio y corazón

Las enfermedades cardiacas es un padecimiento habitual en la vejez pero se ha demostrado que la carencia de selenio en las comidas hace que incluso los niños las desarrollen también. Una vez que comenzaron a aplicarse los suplementos de selenio en ambos casos las enfermedades remitieron en intensidad y, lo más importante, en mortandad. De un total de 13.000 niños que padecían cardiopatías no genéticas y que fueron tratados con suplementos diarios de selenio, solamente no se curaron 54.

Parece ser que los experimentos ponen de manifiesto que dosis adecuadas de selenio previenen contra las enfermedades cardiacas, especialmente la angina de pecho, y carencias de ello nos predisponen a padecerla.

La arteriosclerosis es la principal enfermedad responsable de las alteraciones cardiacas y el papel como antioxidante de este mineral tiene una acción notable en la prevención de las placas de ateroma y en su posible disolución. Igualmente, su acción sobre los radicales libres facilita el que las tasas de colesterol permanezcan en unos niveles útiles, al mismo tiempo que protege la membrana celular. También se ha demostrado que la carencia del Coenzima Q provoca deficiencias en el funcionamiento cardiaco y se necesita una cantidad adecuada de selenio para la formación de este enzima.

Procedencia

El pescado es una fuente extraordinaria de selenio (0,016 mg), pero la habitual presencia de mercurio en sus hígados dificulta la absorción.

El huevo contiene 0,021 mg, los cereales integrales 0,020 mg, las aves 0,013 mg, y la carne 0,014 mg.

Otros alimentos son:

Los mariscos, las algas marinas, la levadura de cerveza, las hortalizas y setas silvestres, Los ajos y cebollas, los limones, el salmón y la raíz del eleuterococo.

El selenio es mucho más efectivo en unión a las vitaminas A, E y C, todos potentes antioxidantes. Existen, sin embargo, algunas formas tóxicas de selenio en el mercado, como el selenito sódico, que no es recomendable tomar de manera continuada y es mejor utilizar la mezcla selenio-metionina o levadura de cerveza cultivada en selenio.
Las necesidades diarias oscilan entre 0,05 a 0,15 mg

Aplicaciones
Envejecimiento prematuro, en unión a las vitaminas A, C y E.
Enfermedades articulares, unido al cobre.
Enfermedades cardiovasculares, asociado a la vitamina E.
Distrofias musculares progresivas o traumáticas, asociado a la vitamina E.
Arteriosclerosis, hipertensión arterial o riesgo de ateromas.
Caída de cabello, junto a vitamina B, cinc y silicio.
Cirrosis hepáticas.
Como preventivo del cáncer o en una fase precoz.
Infecciones frecuentes o graves, unido a las vitaminas A y C.
Síndrome de inmunodeficiencia.
Prostatitis y adenoma de próstata, unido al cinc.
Dermatitis o tumores de piel.
Enfermedades que cursan con procesos inflamatorios.
Infertilidad masculina en unión al cinc.
Intoxicaciones por metales pesados.
Poca elasticidad de músculos y tendones.
Como preventivo de la muerte súbita infantil.
Cataratas incipientes.
Fibrosis cística.
Épocas de fuerte entrenamiento deportivo.
Como corrector de los efectos secundarios de los rayos X y las radiaciones ultravioletas.

Intoxicaciones medicamentosas, alcohólicas o por drogas.
Para prevenir las intoxicaciones por prótesis dentarias metálicas.

Toxicidad
Ya hemos dicho que el selenio en sí es un mineral tóxico, pero que si tenemos carencia de él los daños también son graves. Lo mejor es tomarlo en los alimentos naturales que sean ricos en él y si no es posible podemos recurrir a los preparados dietéticos.
La dosis diaria debe ser de 25 mcg en los lactantes, 100 mcg en los niños y 150 mcg en los adultos. Dado que los preparados dietéticos nunca sobrepasan los 10 mcg por dosis no existe peligro con ellos de sobredosis.
La sobredosis se puede detectar por el fuerte olor a ajo en el aliento y el sudor, caída del pelo, uñas quebradizas, enfermedades hepáticas y sarpullidos en la piel. Hay que tener especial cuidado con los productos industriales que contienen selenio, como son las fotocopiadoras, las células fotoeléctricas, algunas pinturas y ciertos tipos de cemento. También son frecuentes los champús y lociones a base de selenio que se recomiendan contra la caspa, los cuales pueden llegar a ser tóxicos si se emplean de manera continuada, ya que la piel absorbe bastante bien el metal.
Una pigmentación rojiza de la piel, anorexia, mal gusto en la boca, pérdida de sensibilidad en las manos y encías frágiles, pueden ser síntomas de exceso de selenio.
La glutation peroxidasa es una de las enzimas dependientes del Selenio.
Su misión es la de proteger a las células contra la acumulación de radicales superóxido, que lesionan la membrana celular, neutralizando compuestos de acción mutagénica o carcinogénica.
Una dieta equilibrada no debería producir carencia de Selenio, pero existen grupos de riesgos:
Ancianos, alcohólicos crónicos

Síndrome de mala absorción.

Estos enfermos están expuestos a riesgos de aparición de enfermedades cardiovasculares y neoplasias por déficit de selenio.

SILIMARINAS

Se trata de un compuesto rico en flavonoides, con gran efecto estabilizador de la membrana celular.

La Silimarina se extrae de las semillas de la planta Silybum marianum, también llamada "cardo mariano", planta medicinal usada durante más de 2.000 años. Durante la Edad Media la semilla del cardo mariano fue usada normalmente para tratar las enfermedades del hígado, aplicación que ahora sigue vigente, lo que le proporciona una gran experiencia.

Los ingredientes activos del cardo mariano son los flavonoides, básicamente silibina, silidianina y silicristina. La unión de todos ellos forma la silimarina.

Aplicaciones terapéuticas

La silimarina protege el hígado al actuar como un antioxidante y promover el crecimiento de nuevas células hepáticas, ayudando igualmente a digerir las grasas, y a inhibir la entrada de substancias dañinas en las células hepáticas.

El extracto de las semillas del cardo mariano parece ser más eficaz que la silimarina pura, demostrándose eficaz en mejorar las hepatopatías inducidas por el alcohol, las drogas, los pesticidas, hongos, algunos venenos o la hepatitis.

Podría aportar mejoras significativas en el SIDA.

Corrige la hipotensión arterial.

Mejora las enfermedades venosas.

Otras aplicaciones

Es antihemorrágico, mejorando la circulación abdominal y genital por lo que se recomienda para tratar varices, epistaxis (hemorragia nasal), hemorroides y reglas abundantes.

Regulador del sistema nervioso vegetativo por su contenido en aminas biógenas, aceite esencial, albuminoides y taninos. Esto explica que se utilice en los casos de jaquecas, neuralgias, astenia, fatiga generalizada, cinetosis (mareos y vómitos en el viaje) y ante reacciones alérgicas.

Antiinflamatorio en uso tópico por la silimarina, empleada en eritemas y envejecimiento cutáneo.

Es también diurético por los flavonoides.

Tiene acción antirradicales libres (antienvejecimiento) por su contenido en vitaminas E, C y K.

SUPERÓXIDO DISMUTASA (SOD)

Tal vez el componente más crítico de nuestro cuerpo que es susceptible al ataque de los radicales libres es el propio plano de nuestra existencia genética: el ácido desoxirribonucléico. Se estima que los radicales libres atacan al ADN aproximadamente 100.000 veces por célula cada día.

Una de las enzimas antioxidantes más importante es la superóxido dismutasa o SOD. La SOD es verdaderamente el mecanismo maestro de defensa de las células para atrapar a los radicales libres y prevenir las enfermedades.

Una mutasa es un tipo de enzima que inicia la reorganización de los átomos en una molécula, y la función primaria de la SOD es convertir al radical libre superóxido (O2) en peróxido de hidrógeno, un radical libre menos dañino. Entre los radicales libres, el superóxido es el más poderoso y peligroso. Esto es porque debido a su estructura química requiere 3 electrones para reequilibrarse. Cuando arrebata esos 3 electrones de otras moléculas, se crea un desequilibrio aún mayor que cuando hay un desequilibrio convencional producido por un solo electrón. También tiende a reequilibrarse así mismo más rápidamente creando más superóxidos con el potencial de causar mucho más daño. La especie de oxígeno reactivo (ROS) ha sido asociada con toda clase de enfermedades degenerativas, artritis, cáncer, la enfermedad de Alzheimer y la enfermedad de Parkinson. Además el superóxido junto con el óxido nítrico nos lleva a la generación de peroxinitrito, el cual es principalmente responsable de la muerte de las células. Debido a que el superóxido es tan potencialmente dañino, la SOD existe en 2 formas en la célula. En las mitocondrias, las cuales son las estructuras productoras de energía de la célula, la SOD está presente como un enzima que contiene manganeso. En el citoplasma de la célula, el cobre y el zinc son los metales principales encontrados en la estructura de la SOD. La presencia de la SOD en ambos lugares, en la mitocondria y el citoplasma asegura que mucho del superóxido sea convertido en peróxido de hidrógeno.

La superóxido dismutasa ha provocado un gran interés por parte de los investigadores médicos desde su descubrimiento en 1968. Primero se utilizó en forma inyectable para tratar la artritis en adultos y problemas respiratorios en los infantes y para servir como una terapia coadyuvante en el tratamiento del cáncer.

Mientras en el pasado se usaron fuentes bovinas para obtener SOD inyectable, hoy tenemos la SOD/gliadina: la primera fuente oralmente accesible y vegetariana de la SOD y un avance revolucionario en el desarrollo de los complementos alimentarios.

Funciones corporales

Actúa neutralizando los radicales superóxido convirtiéndolos en peróxido de hidrógeno en concentraciones inferiores a 10, siempre en presencia de cinc.

La SOD es imprescindible para todos los organismos aerobios, habiéndose establecido una correlación entre los niveles de SOD y el índice la longevidad.

Aplicaciones terapéuticas

Artritis

Varios estudios apoyan la idea de que los radicales libres contribuyen al daño en las articulaciones encontrado en la artritis. Al reducir los niveles de radicales libres, la SOD puede retrasar el desarrollo y el progreso de la artritis.

Un estudio describe el proceso mecánico de cómo se producen los radicales libres en las articulaciones en la artritis. Las articulaciones sanas se mueven libremente y obtienen el flujo de la circulación adecuada. Pero en la artritis, la presión de la cavidad articular se eleva por la inflamación al grado de que el movimiento normal puede realmente colapsar a los capilares y a otros vasos sanguíneos pequeños. Esto nos lleva a una lesión llamada hipoxia o sea una falta de oxígeno en el tejido. La investigación ha demostrado que la hipoxia induce la producción de radicales libres ROS. Esta producción de radicales libres adicionales a su vez estimula una respuesta inmunológica, exacerbando y repitiendo el daño. La SOD puede reducir ambos parámetros. En pocas palabras, la SOD produce alivio a largo plazo en la artritis.

Asma

Aunque no se conocen las causas exactas del asma, la investigación ha sugerido que ciertos radicales libres ROS, incluyendo el superóxido, pueden dañar al tejido pulmonar y ocasionar problemas asmáticos. Además, la ROS exacerba los síntomas del asma y el daño acumulativo del tejido causado por los radicales libres ROS puede llevarnos a que empeore el asma. Los estudios han demostrado que cuando las células en la superficie de la mucosa de los pulmones y los bronquios se inflama por irritantes tales como el humo del cigarro o alguna enfermedad, tienden a aumentar la producción de radicales libres ROS. La sobre producción de radicales libres ROS está relacionada con algunos de los síntomas más dramáticos del asma, tales como la constricción bronquial y la inflamación de las vías aéreas.

Un estudio hace algunos años sugiere que la SOD complementaria puede contrarrestar el daño tisular relacionado con el peróxido, y prevenir enfermedades pulmonares crónicas y otros problemas relacionados con la deficiencia respiratoria.

La mayoría de los estudios clínicos generalmente encuentran que los signos del estrés oxidativo -incluyendo la producción de radicales libres ROS y sus efectos perjudiciales-, son más altos en las personas con asma que sin asma. Esto sugiere que la actividad más alta de los radicales libres está asociada con asma severa, y que los antioxidantes como la SOD pueden ayudar a aliviar algunos de los síntomas del asma.

Alergias

Los alergenos y los agentes químicos pueden disparar una severa constricción bronquial difícil la respiración. Parte de este proceso es una producción masiva de ROS como reacción a estos alergenos. Esta producción de ROS se hace rápidamente destructiva y empeora la respuesta asmática en un ciclo dañino. En un estudio clínico se encontró que la SOD puede reducir la severidad de un ataque de asma provocado por alergenos y otros agentes químicos. Los investigadores han encontrado que los niveles adecuados de la SOD reducen el efecto constrictor de los alergenos y hace más fácil la respiración.

Cáncer

Una de las principales causas del cáncer es la genética, lo que significa que la malignidad se origina por un gen. Una vez que un gen, que normalmente es responsable de producir células sanas, muta y empieza a producir células enfermas, se llama oncogen. Ese gen dañado estimula el crecimiento rápido e incontrolado de células cancerosas. Otra clase de genes llamados genes supresores de tumor se dedica a prevenir crecimientos malignos en el cuerpo. La tarea de estos genes es detener la reproducción de estas células con estructuras de ADN anormales. Pero si los genes supresores de tumor se dañan por los radicales libres, puede que sean incapaces de detener el crecimiento celular irregular, lo cual puede entonces dejar a nuestro cuerpo indefenso.

Los radicales libres ROS pueden alterar el ADN y la membrana de las células resultando en un código genético mutado dentro de la célula. Esto al final nos puede llevar al cáncer.

La SOD puede inhibir la metástasis, retrasar el crecimiento tumoral y prevenir el daño celular inicial que puede llevarnos al cáncer. Además la SOD puede ayudar a proteger y reparar el tejido sano que es dañado por los tratamientos de quimioterapia y radioterapia.

Algunos estudios han demostrado que la SOD no solamente inhibe la propagación de los tumores, sino que además cuando se combina con la quimioterapia la hace más efectiva. Por otro lado, la evidencia muestra que la SOD reduce la efectividad de ciertas sustancias químicas que son responsables de la reproducción de los genes dañados que pueden llevarnos a la generación de células malignas.

Inclusive una sola exposición a la radiación UV puede causar una disminución importante en la SOD antioxidante hasta por 72 horas después de dicha exposición. Un estudio clínico implica que la SOD no solo puede prevenir el cáncer de la piel lo mismo que otras enfermedades dermatológicas, sino que puede realmente aumentar la capacidad del cuerpo para producir más SOD.

Un estudio sugiere que la SOD usada en conjunto con la terapia de radiación no sólo puede prevenir el daño inmediato de la radiación, sino también protege contra el daño que puede ocurrir más tarde.

En un estudio clínico de pacientes con cáncer tratados con radiación, se demostró que la SOD ayuda a aliviar -y a veces hasta revertir- la fibrosis inducida por la radiación. Lo mismo se demostró en otro estudio con relación a la quimioterapia. En nuestras investigaciones hemos logrado constatar que los niveles inferiores de la SOD están asociados con tumores agresivos y metales tóxicos.

La SOD, finalmente, es una de las defensas importantes preliminares contra la invasión y la propagación del cáncer en los leucocitos y mejora las acciones de otros medicamentos anticancerosos.

TOCOFEROLES

El conjunto de tocoferoles se llama también vitamina E. No obstante, el uso de tocoferoles como antioxidantes en un alimento no autoriza a indicar en su publicidad que ha sido enriquecido con dicha vitamina. El más activo como vitamina es el alfa tocoferol, pero también el gamma tiene cierto valor. El menos activo es el delta, que tiene una actividad biológica como vitamina de sólo alrededor del 1% de la del alfa, aunque ésta depende mucho también del método utilizado en su medida. Los tocoferoles sintéticos tienen una actividad vitamínica algo menor que los naturales, al ser mezclas de los dos isómeros posibles.

La cantidad de estas substancias ingeridas como un componente natural de los alimentos es en general mucho mayor que la que se ingiere por su uso como aditivo alimentario, ya que se utiliza a concentraciones muy bajas. Al aceite de oliva refinado puede añadirse como antioxidante E-307, exclusivamente para sustituir al perdido en el procesado. Se utilizan también en aceites de semillas, en conservas vegetales y en quesos fundidos.

Funciones corporales

Los tocoferoles aportan estabilidad a la membrana celular protegiendo sus lípidos insaturados contra las agresiones de los radicales libres.

Debido a que son liposolubles, su acción se desencadena protegiendo los lípidos de la membrana celular que existen en

82

los nervios, músculos y revestimiento de los vasos sanguíneos.

El selenio facilita su absorción, por lo que debe asociarse en su administración.

Procedencia

Los tocoferoles abundan de forma natural en las grasas vegetales sin refinar, y especialmente en los aceites de germen de trigo, arroz, maíz o soja. Los tocoferoles se encuentran en semillas oleaginosas, hojas y otras partes verdes de plantas. El alfa-tocoferol se encuentra principalmente en los cloroplastos de las células vegetales, mientras que sus homólogos beta-, gamma- y delta- se encuentran fuera de estas células. Por su parte, los tocotrienols se encuentran en la corteza y en el germen de algunas semillas y cereales. Puesto que la vitamina E y sus homólogos, los tocoferoles y los tocotrienoles, son sintetizados sólo en plantas, estos compuesto constituyen nutrientes muy importantes en la dieta del hombre y otros animales mayores.

Se obtienen industrialmente como un subproducto del refinado de estos aceites (E 306) o por síntesis química. *Su actividad como antioxidante parece seguir el orden inverso a su actividad biológica como vitamina,* siendo el más eficaz el delta. Sólo son solubles en las grasas, no en el agua, por lo que se utilizan en alimentos grasos. En las grasas utilizadas en fritura desaparecen rápidamente por oxidación.

Los aditivos pueden contener los siguientes tocoferoles:

E-306 Extracto de origen natural

E-307 Alfa-tocoferol

E-308 Gamma-tocoferol

E-309 Delta-tocoferol

El uso conjunto de tocoferoles y antiespumantes, al hacer menor el contacto del aceite con el aire, protege de la oxidación. Son unos protectores muy eficaces de la vitamina

A, muy sensible a la oxidación, y al igual que el ácido ascórbico, evitan la formación de nitrosaminas en los alimentos. La función biológica de la vitamina E es similar a su función como aditivo, es decir, la de proteger de la oxidación las grasas insaturadas. Aunque es esencial para el organismo humano, no se conocen deficiencias nutricionales de esta vitamina. No obstante, dosis muy elevadas (más de 700 mg de alfa-tocoferol por día) pueden causar efectos adversos.

Trocotrienoles
Parecen inhibir el crecimiento de las células cancerosas en las glándulas mamarias, mientras que los tocoferoles no poseen este efecto. Los resultados obtenidos de recientes investigaciones parecen indicar que las funciones biológicas de tocoferoles y tocotrienoles no parecen estar relacionadas entre si.
La actividad antioxidativa de los tocoferoles y de los tocotrienoles es debido principalmente a su habilidad para donar sus hidrógenos fenólicos a los radicales libres. Aunque generalmente se acepta la idea de que la actividad autooxidativa relativa de los tocoferoles es en el orden siguiente: alpha, beta, gamma, delta, existe una confusión general en relación a su potencia relativa in vitro. En contraste a los tocoferoles, hay muy pocos artículos sobre el efecto autooxidativo de los tocotrienoles. Parece que el mecanismo de acción de estos es similar al de los tocoferoles aunque menos eficiente, una teoría que merece mayor investigación.

QUERCETINA (ANTOCIANINAS)

Técnicamente conocidos como "flavonales", estos compuestos proveen enlaces cruzados o "puentes" que conectan o fortalecen las fibras entrecruzadas del colágeno. La gran fortaleza tensíl del colágeno depende de la preservación de los enlaces cruzados. Las antocianidinas, siendo solubles en agua, también recogen radicales libres que se encuentran en los fluidos de los tejidos. Esta es una potente habilidad que beneficia especialmente a atletas y otras personas dedicadas a la actividad deportiva y física, debido a que el ejercicio extenuante genera gran cantidad de radicales libres.

Catequinas y Acidos Gálicos

Las catequinas difieren ligeramente en su estructura química de otros flavonoides, pero comparten con ellos sus propiedades antioxidantes. Las catequinas más comunes son los ésteres gálicos, llamados epicatequinas (EC), galato de epicatequina (GEC) y el galato de epigalocatequinas (GEGC). Todos estos compuestos se encuentran en los tés verdes (Camelia sinensis) y se cree que son responsables de los beneficios protectores de esta bebida. Los tés verdes y negros son productos de la misma planta, pero el verde no es fermentado y contiene catequinas naturales tales como la epigalocatequina, mientras que el negro es fermentado y luego secado. El proceso de fermentación oxida las catequinas naturales formando teaflavinas y tearubiginas que le dan al té el color negro. Los chinos comenzaron a usar té hace 4700 años y producen más de 300 variedades.

Tanto el té verde como el negro inhiben la inducción química del cáncer del esófago en animales; pero pare ser que el té verde actúa como un inhibidor más potente que el té negro. Esto parece sugerir que la teaflavina y la tearubigina no son tan efectivos como sus precursores; sin embargo, esto todavía está por establecerse. El efecto inhibidor del té en el proceso de tumorigénesis no ha sido todavía demostrado en humanos. En resumen, es un potente antioxidante, encontrado en una gran variedad de frutas y vegetales, uvas, cebolla roja, brécol, manzanas, cerezas, té verde y vino tinto.

SULFORAFANOS

Súlfidos Arílico

El ajo y las cebollas son los más potentes miembros de esta subclase de tioles, que también incluyen el puerro y la cebolleta. Los súlfidos alílicos en estas plantas son liberados cuando las plantas son cortadas o majadas y una vez que el oxígeno llega a las células de las plantas, se generan varios productos de bio-transformación. Cada uno de ellos parece ser específico para un tejido determinado.

Como grupo, sin embargo, los súlfidos alílicos parecen poseer propiedades antimutagénicas y anticarcinogénicas, así como además propiedades protectoras de los sistemas inmunológico y cardiovascular. También parecen ofrecer una actividad anticrecimiento para tumores, hongos, parásitos, colesterol y para los factores de adhesión de plaquetas y de leucocitos, así como una función de activación de los sistemas enzimáticos de detoxificación del hígado y el bloqueo de la actividad de las toxinas producidas por bacterias y virus.

Indoles

Los indoles son compuestos nitrogenados que se encuentran en la col y en otros vegetales crucíferos. Estudios experimentales demuestran que los indoles tienen un efecto protectivo contra los cánceres de las glándulas mamarias, del colon, y de otros tipos de cánceres.

Los indoles conforman otro grupo de fitoquímicos que se encuentran en las crucíferas, entre las cuales se cuentan el brócoli, la coliflor, el repollo y las coles de Bruselas. Se está estudiando el papel que desempeñan los indoles en la protección contra el cáncer de seno (que afecta a una de cada ocho mujeres) y el cáncer de próstata (que afecta a uno de cada seis hombres). Un estudio reciente determinó que los hombres que comían crucíferas por lo menos 3 veces por semana habían reducido el riesgo de cáncer de próstata en un 42%.

Taninos

Los taninos son compuestos fenólicos hidrosolubles de sabor áspero y amargo. Suelen acumularse en las raíces y cortezas de plantas y frutos, y están también presentes en sus hojas, aunque en menor proporción. En nutrición, a los taninos también se les considera sustancias antinutritivas, ya que en elevadas concentraciones pueden limitar la absorción de algunos nutrientes, como es el caso del hierro.

Los taninos son sustancias con propiedades astringentes y antiinflamatorias. Al ser capaces de secar y desinflamar la mucosa del tracto intestinal, resultan muy eficaces en el tratamiento de la diarrea. Además, gracias a la actividad astringente ayudan también a que la sangre coagule, por lo que los taninos presentan una acción antihemorrágica local, debido a la vasoconstricción que producen, y asimismo resultan beneficiosos en el tratamiento de las hemorroides.

A estos compuestos se les atribuye también una acción antioxidante, ya que son capaces de atrapar los radicales libres. Un exceso de radicales libres puede provocar la aparición de enfermedades degenerativas, así como producir el envejecimiento prematuro de la piel como consecuencia de una excesiva exposición al sol.

Sin embargo, a pesar de todas las propiedades que presentan, hay que tener en cuenta que los taninos son considerados sustancias antinutritivas. Esto se debe a que una concentración elevada de los mismos, puede provocar que la absorción de algunos nutrientes, como las proteínas o el hierro, se vea disminuida.

En el caso de las proteínas, su absorción se ve impedida debido a que los taninos son capaces de combinarse con ellas dificultando dicha absorción. En cuanto al hierro, ocurre algo parecido. Los taninos en elevadas concentraciones forman con este mineral complejos insolubles en agua, que no pueden ser absorbidos en el epitelio intestinal, por lo que la absorción de hierro puede verse bloqueada.

También tienen propiedades para limpiar las arterias, por lo que algunos expertos recomiendan beber vino con las comidas, olvidando su contenido en alcohol. Los podemos encontrar también en las uvas, lentejas, manzanas, membrillo, caquis, aceite de oliva, escaramujos, etc.

TIOLES

Los fitonutrientes de esta clase contienen azufre, estando presentes en el ajo y en vegetales del género crucífero (col, nabos y miembros de la familia de la mostaza). Los tioles, R-SH, son análogos azufrados de los alcoholes y se clasifican por medio del sistema que se usa para los alcoholes, con el sufijo *-tiol* en lugar de *-ol*. El grupo -SH mismo se conoce como grupo mercapto.

La característica física más notable de los tioles es su olor en extremo desagradable. Por ejemplo, el olor del zorrillo o mofeta se debe principalmente a los tioles que expelen, el mismo olor que se agrega al gas natural para que sea detectado simplemente por el olfato, pues en su estado inicial no tiene olor.

Glucosinolatos

Potentes activadores de las enzimas de detoxificación hepática. Regulan a los glóbulos blancos y a las citoquinas, estas últimas unos importantes mensajeros que coordinan las actividades de todas las células del sistema inmunológico. La biotransformación de los glucosinolatos incluyen los isocianatos y el sulforafano, compuesto que aparentemente tienen una función protectora de tejidos específicos, bloqueando enzimas que promueven el crecimiento de tumores, especialmente en las glándulas mamarias, el hígado, el colon, los pulmones, el estómago y el esófago.

Sulforafano

Este compuesto fotoquímico puede aumentar la actividad de algunas enzimas que desintoxican de fármacos, siendo reconocido por su potencial anticarcinogénico y su alta presencia en los germinados de brécol, aunque también está presente en el brócoli maduro y otras crucíferas, como la coliflor, la col y la col rizada.

Se utiliza para la prevención del cáncer, recomendándose tomar un suplemento de 200 a 400 µg al día de sulforafano de extractos de germinados de brócoli.

Zeaxantina

La zeaxantina es el pigmento principal del maíz amarillo "zea mays" de donde deriva su nombre. También es producido por ciertas bacterias como la flavobacterium multivorurn, de color amarillo. Las yemas de los huevos de gallina son otra rica fuente alimenticia de luteína y de zeaxantina, lo mismo que las espinacas y la calabaza. También lo encontramos en las algas, guisantes, puerros, arándanos, acelga, repollo, col, tomate, plátano, perejil, apio, flor de calabaza y naranja. En la industria alimentaria los pétalos de caléndula son una fuente habitual de la luteína que se usa como pigmento.

Su mejor aplicación es como oftalmoprotectora, pues se encuentra presente en la mácula de la retina humana y filtra a la luz azul potencialmente tóxica y a la radiación cercana a la ultravioleta. El efecto protector se debe en parte a las especies de oxígeno reactivo extinguiéndose por la capacidad de este carotenoides. Tanto la luteína como la zeaxantina, son más estables a la descomposición por los prooxidantes que otros carotenoides, tales como el beta caroteno y el licopeno.

La zeaxantina es el pigmento dominante en la fóvea, región en el centro de la mácula. La cantidad de zeaxantina gradualmente disminuye y la cantidad de luteína aumenta en la región alrededor de la fóvea, siendo finalmente la luteína el pigmento predominante en la periferia de la mácula. La zeaxantina, la cual se utiliza totalmente (la luteína no), puede ofrecer una protección algo mejor que la luteína contra el daño fototóxico causado por el azul y la radiación luminosa cercana a la ultravioleta.

No obstante, la investigación no da respuesta a una de las incógnitas de estos antioxidantes. Se sabe que la luteína y la zeaxantina se acumulan en la retina y en el cristalino del ojo, pero los investigadores desconocen de qué forma llega hasta ahí, puesto que estos compuestos viajan a través del torrente sanguíneo y el cristalino no recibe sangre.

VITAMINA A

Es un alcohol hidrosoluble de cadena larga, que se presenta con formas isómeras preferentemente en los tejidos de mamíferos, siendo todas formas *trans*. Este alcohol forma cristales amarillos pálido lipodisolventes y para uso médico se prefieren los ésteres como el acetato y el palmitato, mientras que en la naturaleza la encontramos como tal vitamina solamente en el reino animal y como provitamina en los vegetales.

Una vez ingerida en su estado natural se transforma en *Retinol* y pasa a través de la mucosa intestinal al hígado, no sin antes ser convertida en éster de retinilo, dando al plasma el color amarillo característico.

Muy sensible al oxígeno, a los ácidos y a la luz ultravioleta, parte de ella se pierde en los procesos de conservación y cocinado, aunque esta pérdida está influenciada por la cantidad de grasa presente, la cual a su vez facilitará el transporte en forma de lipoproteína hasta el hígado.

El cuerpo humano puede sintetizarla si recibe la suficiente cantidad de carotenos o criptoxantinas, sustancias rojas que se encuentran en las zanahorias, los tomates o las espinacas, entre otras.

Procedencia

En los siguientes vegetales la podemos encontrar como caroteno o provitamina A: coles, zanahorias, hojas de los nabos, patatas, perejil, calabazas, albaricoques y melones. También en los erizos de mar y algunas algas azules y en los productos de origen animal como vitamina A en el hígado, especialmente el de halibut o bacalao, en la yema de huevo, la mantequilla, la leche y los derivados lácteos.

El hígado de pescado puede contener hasta 1.000.000 de U.I. por 100 gr, el de vacuno entre 50.000 y 500.000 U.I., los huevos 1.000 U.I., la leche 100 U.I. y 0,2 gr de carotenos, las zanahorias 12 gr de carotenos, las judías verdes 0,5 gr de carotenos, la mantequilla 5.000 U.I. y la carne de vaca 20 U.I.

Causas de carencia

Las carencias se dan normalmente como consecuencia de alteraciones dietéticas prolongadas, especialmente en dietas muy poco variadas, aunque también por una deficiencia secundaria a causa de una conversión inadecuada del caroteno, una interferencia en su absorción o el transporte, así como un almacenamiento no conseguido.

Las interferencias aparecen en el curso de las enfermedades celíacas, el esprue tropical, las intervenciones quirúrgicas pancreáticas, la derivación duodenal, la obstrucción congénita del yeyuno o de las vías biliares y por supuesto en la cirrosis hepáticas. Del mismo modo, las carencias de vitamina A se dan en las malnutriciones proteicas y calóricas, en las dietas pobres en grasas y en las enfermedades renales.

Hay también una serie de enfermedades que pueden agotar en pocos días las reservas de vitamina A, especialmente la cirrosis hepática, la diabetes, el hipertiroidismo, la neumonía, las fiebres eruptivas infantiles y las colitis ulcerosas. Del mismo modo el aceite de parafina, utilizado para corregir el estreñimiento, dificulta su absorción, de la misma manera que lo hace la estreptomicina, el hidróxido de aluminio y el caolín, muy utilizados para combatir la acidez gástrica.

La dosis media recomendada es de 5.000 U.I./día en un adulto, 6.000 U.I./día en el embarazo, 8.000 U.I/ día en la lactancia y entre 1.500 y 5.000 U.I./día para los niños.

Datos de laboratorio

La vitamina A se mide normalmente como U.I. (unidades internacionales), aunque hay quien utiliza mejor los microgramos, ya que la medida anterior es poco precisa.

Los carotenos o carotinoides de la dieta deben transformarse primeramente en vitamina A para poder ejercer su acción benéfica, siendo de todos ellos el beta caroteno el que mejor se puede oxidar y por tanto transformarse. La absorción final se mejora en presencia de bilis, depositándose posteriormente en las células Kupffer del hígado como palmitato de retinilo y liberándose en sangre ya como retinol activo. Estudios posteriores han demostrado que la carencia de esta vitamina se debe en parte al agotamiento de la proteína transportadora (PFR) y a una prealbúmina denominada transtirretina.

Propiedades

Ejerce influencia decisiva en los procesos metabólicos celulares, especialmente en los bastoncillos de la retina, en el metabolismo de los esteroides adrenales y las hormonas sexuales, así como en el desarrollo genital. Interviene en el crecimiento estatural, tanto a nivel del esqueleto como en los tejidos blandos, quizá por su efecto sobre la síntesis de las proteínas. Mantiene los epitelios y mucosas (digestiva, respiratoria y urinaria) en buen estado, asegura una permeabilidad correcta a las membranas, ejerciendo por ello una eficaz acción antiinfecciosa, ayudada por su acción sobre las células secretoras de moco.

Es necesaria en la reparación de los tejidos dañados o destruidos, en la formación de la placenta, la función adecuada de la hipófisis, la secreción salivar y lagrimal y la producción de las plaquetas.

Vitamina fácilmente oxidable, es útil administrarla junto con la vitamina E por su papel como oxidoreductor y evitar someterla a temperaturas superiores a 120º.

Potencia la acción de los citostáticos, juega un importante papel en la estimulación de los mecanismos de defensa y ayuda a formar el esmalte dentario.

Recientemente se ha demostrado su papel en la prevención de las cataratas y su efecto beneficioso en procesos inflamatorios y en los relacionados con el envejecimiento.

Enfermedades carenciales

Xeroftalmia: Consiste en la incapacidad de ver con luz poco intensa, especialmente en las horas del crepúsculo. El enfermo tiene la sensación de quedarse ciego en esos momentos y su capacidad para acomodarse al claroscuro es muy lenta. En su fase preliminar, la *Hemeralopia*, el párpado inferior se nota con presencia de arenilla, hay conjuntivitis con fuerte secreción lagrimal y dolor a la luz intensa (fotofobia).

Más adelante aparecen sobre la córnea pequeñas manchas de color madreperla (manchas de Bitot), los párpados se hinchan y se recubren de costras, se caen las pestañas, perdiendo la córnea su brillo, tornándose amarillenta y ulcerándose. El ojo puede infectarse con facilidad y si no se actúa con prontitud la ceguera puede declararse de manera definitiva.

Otras aplicaciones

El ácido de la vitamina A parece actuar de un modo totalmente distinto al de los citostáticos y es probable que dirija una retrodiferenciación del tejido epitelial neoplásico, hacia un tejido epitelial normal.

Es un agente terapéutico en las lesiones precancerosas, profiláctico en los tumores epiteliales y acelera el rechazo de los transplantes de piel.

En dosis altas puede cortar los vómitos persistentes de los niños.

Psoriasis y cualquier forma escamosa de la piel.

Débil resistencia a las *infecciones*, conjuntamente a la vitamina C.

Niños *prematuros*, unida al resto de los remedios que aseguren un desarrollo correcto.

Alteraciones endocrinas como tireotoxicosis, procesos pancreáticos, enfermedad de Basedow, esterilidad, oligoespermia y falta de ovulación.

Acné, asociada a la vitamina B-6.

Ulceras y mala cicatrización de heridas, así como en la fase de recuperación de las *quemaduras*, asociada a la vitamina C.

Gastritis e hipocloridia asociada al complejo B. También en las diarreas.

Como profiláctico de los cálculos renales y vesicales.

En las sinusitis crónicas secas, las bronquitis y las ronqueras.

En la sordera producida por estreptomicina, en las otitis y los acúfenos.

Como profiláctica de las grietas del pezón y para asegurar el crecimiento del niño.

En la insuficiencia hepática ya que la ausencia de grasas impide su absorción.

En la piorrea, unida a las vitaminas del grupo B y la E.

En la *fotofobia* y las jaquecas oftálmicas.

También puede ser útil en:

Piel seca, espinillas, cabello seco, *alopecia,* canas precoces, prurito vulvar en la menopausia, delgadez, osteoporosis, uñas quebradizas, caries, *orzuelos*, verrugas y cistitis.

Para luchar contra la contaminación ambiental, en el alcoholismo y el tabaquismo y en cualquier enfermedad de la piel y las mucosas, así como para acelerar el *bronceado* y prevenir las *arrugas* de la piel.

Hipervitaminosis

Aunque sin tener los datos seguros en cuanto al exceso de vitamina A, se conocen algunos casos de hipervitaminosis tras la administración de dosis altas, del orden de 100.000 a 300.000 U.I. durante varias semanas. Los síntomas son hipertensión endocraneal, vómitos, hepatomegalia, hinchazones de las articulaciones y piel seca, trastornos éstos que ceden rápidamente al suprimir la ingesta y no dejan secuelas. Por supuesto, no se ha conocido ningún caso de muerte por sobredosis.

Otros datos nos hablan de hipervitaminosis aguda en personas que toman la vitamina A para prevenir quemaduras solares, por lo que en principio parece poco recomendable tomarla durante los meses de verano y para acelerar el bronceado es mejor utilizar los carotenos. Estos compuestos no suelen dar lugar a intoxicaciones aunque la piel puede derivar a un color amarillento poco estético, especialmente en las manos y plantas de los pies, coloración ésta que hay que diferenciar con la que se produce durante la diabetes, la anorexia nerviosa y el mixedema.

Los niños son más propensos a desarrollar signos de toxicidad por sobredosis, incluso ingiriendo no más de 20.000 U.I. durante algunas semanas, especialmente si suelen comer hígado de vacuno habitualmente. En estos casos se sumarían las dosis de ambos, alimentación y pastillas, y daría lugar a la sobredosis.

Otros síntomas a tener en cuenta en personas que toman habitualmente vitamina A es la caída del pelo de las cejas, el crecimiento de pelo grueso y escaso, la piel seca, los labios agrietados y jaquecas intensas.

VITAMINA C

Se trata de una sustancia blanca, soluble en agua y muy estable en forma seca, aunque se oxida con facilidad disuelta en líquido, en presencia de oxígeno, en un medio alcalino o con el calor. Cristalizado es estable en el aire.

Está ligada al ácido nucleico del citoplasma por intermedio del hierro.

En el organismo humano hay varias sustancias que tienen actividad como vitamina C, aunque la más activa es el ácido L-ascórbico, siendo el D-ascórbico el menos eficaz.

Mientras que la mayoría de los animales pueden sintetizar su propio ácido ascórbico, el hombre depende exclusivamente de fuentes externas, aunque su absorción es muy fácil a nivel intestinal, salvo en la vejez o en presencia de cobre o infecciones intestinales.

Se almacena muy pobremente, aunque las enfermedades carenciales no aparecen sino después de muchos meses de carencia, centrándose primeramente en los tejidos y fluidos orgánicos, ya que la glándula suprarrenal y el hígado mantienen niveles altos durante mucho tiempo. Solamente la estimulación forzada de la glándula suprarrenal por la hormona adrenotropa, agota sus reservas.

El producto final del catabolismo del ácido ascórbico es el ácido oxálico, el cual se elimina por orina, aunque en algunas especies también lo hace por vía oxidativa, como bióxido de carbono.

Se almacena en los tejidos de la glándula suprarrenal, el riñón, hígado y bazo, y otra cantidad permanece libre en el suero para cubrir las necesidades diarias estimadas en 0,5 mg por kilo de peso, lo que equivale a 30 mg diarios en un adulto. Estas necesidades aumentan hasta los 150 mg en el embarazo, la vejez y las enfermedades infecciosas.

Propiedades

Participa en la oxidación de ciertos aminoácidos, incluyendo a la tirosina.

Ayuda a la conversión del ácido fólico en folínico y a su almacenamiento.

Desempeña un papel esencial en el transporte del hierro, el cual se combina con una proteína para almacenarse como ferritina, facilitando posteriormente su absorción intestinal.

Es necesario para la elaboración del cemento intercelular, para el crecimiento y la regeneración de tejidos, estimulando, por tanto, la cicatrización en las heridas.

Posee un efecto estimulante de la actividad fagocitaria de los linfocitos, ayuda a la formación de los anticuerpos y es componente esencial de las fibras colágenas. Mejora la resistencia orgánica en caso de infecciones y estimula la formación de hormonas suprarrenales.

Ayuda al mantenimiento del tejido conectivo, tejido osteoide del hueso y la dentina de los dientes.

Es necesaria para la recuperación de la piel en las quemaduras.

Interviene en los sistemas oxidativos del organismo, en el metabolismo de la fenilalanina y la tirosina y activa la prolina y la lisina, protegiendo también al ácido fólico.

Posee actividad inhibidora en los procesos alérgicos y es antitóxica frente a numerosos agentes patógenos, ya sean medicamentosos, ambientales o alimentarios.

Actúa sobre todas las glándulas endocrinas y se la encuentra a nivel del hígado y los músculos.

Estimula el metabolismo intermedio y la respiración celular y favorece la hematopoyesis.

Mejora la coagulación de la sangre haciendo más activa la trombina y obra en sinergia con la vitamina P en la protección de la pared vascular.

Estabiliza las sales ferrosas.

Posee acción diurética

Procedencia

Brécol 100 mg/100 gr), escaramujos (1.000 mg/100 gr), patatas (20 mg/100 gr), coles de Bruselas 100 mg/100 gr), coliflor (50 mg/100 gr), acerola (800 mg/100 gr), naranja (50 mg/100 gr), limón (70 mg/100 gr), pomelo (40 mg/100 gr), espinacas (90 mg/100 gr), leche de vaca (2 mg/100 gr), riñones (40 mg/100 gr). Otros alimentos que también contienen cantidades altas de vitamina C son: cereza, papaya, guaraná, guayaba, piña, pera, plátano, melón, fresas y pimientos verdes.

Enfermedades carenciales

Escorbuto: En los adultos permanece latente durante 3 a 12 meses y se manifiesta con debilidad, cansancio muscular extremo, encías sangrantes, pérdida de peso y artralgias diversas. Aparecen pequeñas hemorragias en las uñas, las encías están hinchadas, se mueven los dientes por falta de soporte y puede darse gangrena en esa zona.

Las heridas no cicatrizan y se pueden abrir de nuevo las antiguas, hay hemorragias en cualquier parte del cuerpo, falta de orina, edema de los tobillos y débil resistencia a las infecciones.

La enfermedad se declara sin fiebre, con hipotensión, palidez y falta de apetito y con las articulaciones hinchadas y muy sensibles a la presión.

Puede haber anemia, ahogo, palpitaciones y debilidad mental.

El escorbuto del niño (Moller-Barlow), ataca a los niños de seis a dieciocho meses, especialmente si son alimentados con leches hervidas, esterilizadas o en polvo, y no reciben zumos de naranja. Los síntomas son similares a los del adulto pero más graves y comienzan con flaccidez general, hinchazón del vientre, edemas en piernas y vulva, fracturas por extrema fragilidad ósea y ni siquiera se pueden sentar por los dolores en la cadera.

Ambas enfermedades se pueden evitar administrando profilácticamente 100 mg de vitamina C por día cuando se sospechen carencias. Cuando la enfermedad está ya declarada son necesarios hasta 250 mg/día durante varios meses, aunque hay autores que recomiendan dosis más altas al principio para lograr una rápida saturación. En este sentido hay muchas controversias y es difícil adoptar una postura exacta, ya que las dosis van desde apenas 100 mg/día hasta los 10 gr/día.

Otras aplicaciones

Hemorragias, sobre todo de las encías y la retina. En traumatismos con derrames, en las úlceras sangrantes, en la hematuria y, en resumen, en cualquier proceso que curse con hemorragia aunque no exista carencia de vitamina C.

Alteraciones óseas y dentarias, para reforzar la dentadura.

Disminución de la resistencia en *infecciones*, especialmente en los meses de invierno y como preventiva de *estados* gri*pales*. En dosis altas produce un aumento en los niveles de gamma-globulinas y estimula la capacidad de adaptación de la glándula suprarrenal.

Enfermedades gastrointestinales, como hipocloridia o flora intestinal anormal. En las *colitis* ulcerosas, úlcera duodenal o gástrica.

Geriatría y procesos de *envejecimiento* prematuro.

Anginas, para reforzar las defensas.

Anemias, especialmente en las ferropénicas ya que aumenta la absorción del hierro.

Lactancia, como preventivo del escorbuto.

Herpes, sobre todo el recidivante.

Cataratas, en las formas seniles, unida a otras vitaminas.

Fracturas, para asegurar la consolidación.

Alergias, tales como asma bronquial, rinitis, urticarias, etc.

Cansancio primaveral, como preventivo un mes antes.

Intoxicaciones medicamentosas o producidas por álcalis.

Enfermedad de Addison, y en todas las insuficiencias suprarrenales.

Antibioterapia, para reforzar las defensas, corregir los efectos secundarios y evitar resistencias bacterianas.

Hipotensión, cuando exista astenia, fatiga o psicoastenia.

Hiperpigmentación, del anciano.

Vómitos, por su acción estimulante del cuerpo lúteo, en los de la embarazada.

Esfuerzos musculares, en deportistas y para prevenir agujetas.

Alcoholismo, en las formas crónicas y para abortar efectos secundarios graves del medicamento Disulfiram.

Presenta una importante acción antioxidante protegiendo a los lípidos plasmáticos de la oxidación.
Actúa regenerando los radicales oxidados de la vitamina "E" cediéndoles un electrón para devolverlas en su forma reducida y antioxidante.
Al ser hidrosoluble, es el mayor captador de elementos oxidantes en la fase acuosa del organismo, antes de que estos puedan llegar a dañar a los elementos lipiditos.

VITAMINA E

Aunque se han identificado cuatro diferentes tocoferoles, alfa, beta, gamma y delta, es el alfa tocoferol el más activo de todos, mientras que el delta tocoferol es el que mayor poder antioxidante posee. La forma alfa es un aceite amarillo, insoluble en agua y soluble en disolventes orgánicos y grasas, oxidándose con facilidad salvo que se presente como acetato.
Aunque se oxida con facilidad tiene, sin embargo, una gran capacidad como antioxidante y por ello se le emplea habitualmente para evitar el enranciamiento de los lípidos, como por ejemplo los ácidos grasos poliinsaturados y la vitamina A, a la cual protege y potencia. Este efecto ha motivado su imparable despegue en los últimos años al saber la importancia que tienen en el ser humano los antioxidantes, entre los cuales el selenio y la vitamina E son dos de los más activos. Antes de ello, su importancia como nutriente estaba en entredicho y pocos médicos lo empleaban como terapéutico.
Es estable al calor y a los ácidos, pero sensible a los álcalis, la luz ultravioleta y el oxígeno, destruyéndose en contacto con el hierro, el plomo y grasas rancias. Al no ser soluble en agua no es destruida en la cocción de los alimentos, aunque sí por la congelación, salvo que se emplee como acetato.

Propiedades

Aunque como ya hemos dicho todavía no sabemos apenas nada esencial sobre este nutriente, se le atribuye un papel esencial en la respiración celular por su acción sobre los niveles de la coenzima A y de uniquinona. Este enzima es importante en el transporte de electrones y parece estar relacionado directamente con la vitamina E, lo que le hace mucho más interesante como portador de hidrógeno en la cadena respiratoria.

Su papel antioxidante mantiene la integridad de la membrana celular y evita la prematura destrucción de los hematíes, protegiendo igualmente a la vitamina C presente en los alimentos.

La absorción de vitamina E es parecida a otras vitaminas liposolubles y probablemente va unida a la ingesta de grasas y a la presencia de sales biliares. Su almacenamiento tiene lugar en el tejido adiposo y el hígado, aunque no se sabe si de esta forma está disponible para poder ser utilizado como antioxidante de la vitamina A y los carotenos.

En el adulto la dosis normal en el suero es de 1 mg/100 ml y en los recién nacidos es de 0,2 mg/100 ml, admitiéndose como ingesta recomendable entre 3 y 15 mg diarios, salvo que la dieta contenga grandes cantidades de grasas no saturadas, en cuyo caso habría que aumentar la dosis.

Es vital para el metabolismo del hígado, protegiéndole de la degeneración grasa y las hemorragias, participa en la formación y funciones del tejido muscular liso y estriado, igualmente en el miocardio, protege del deterioro a la glándula suprarrenal y es esencial en la formación de las fibras colágenas y elásticas del tejido conjuntivo.

Indispensable para la maduración normal de la célula germinal del hombre y para el normal funcionamiento de la placenta en la mujer, parece ser que interviene en una forma preliminar de la hormona gonadotropa prolán, aunque esta hipótesis no ha podido ser confirmada al ser la vitamina E liposoluble y la hormona un compuesto albuminoide soluble en agua. También interviene en la formación de la hormona del cuerpo lúteo.

Procedencia

Aunque en pequeñas cantidades, la encontramos en los gérmenes de cereales, especialmente del trigo, en las lechugas, los cacahuetes, la leche y la yema de huevo (1 ml/100 gr), por poner solamente algunos ejemplos ya que se encuentra tan ampliamente difundida por la naturaleza que es raro que el ser humano tenga carencias significativas de esta vitamina. También la encontramos en abundancia en la mantequilla (2,4 ml/100 gr), las semillas de algodón (90 ml/100 gr), las nueces (22 ml/100 gr), las legumbres y los aceites vegetales (140 ml/100 gr.)

Deficiencias en animales

He creído conveniente poner los datos de las carencias nutritivas de esta vitamina en los animales, ya que han sido plenamente demostradas y con algunas reservas se pueden quizás extrapolar a los seres humanos. Su carencia produce degeneración de los testículos ocasionando esterilidad, muerte de los fetos de hembras con avitaminosis, distrofia muscular y defectos serios del sistema nervioso central y vascular.

En los pollos aparecen atrofias musculares que les hace imposible estar en pie, anormalidad embrionaria y muerte prematura, así como encefalopatías irreversibles. En los animales jóvenes hay alteraciones vasculares con hemorragias que abarcan hasta al cordón umbilical, extendiéndose con posterioridad a todos los tejidos blandos.

En las ratas hay necrosis hepática y degeneración del miocardio, mientras que los corderos acusan rigidez muscular, degeneración del sistema nervioso y reabsorción de los fetos muertos.

Deficiencias en el hombre

Todavía sin confirmar a pesar de los muchos años de investigaciones, se han observado carencias en niños aquejados de esprúe, enfermedad fibroquística del páncreas y otras formas de malabsorción. En ellos aparece pigmentación ceroide y *atrofias musculares* que recuerdan a las de los animales enfermos. También se produce creatinuria y destrucción anormal de los glóbulos rojos, además de un transporte deficiente de proteínas.

En los adultos las avitaminosis son aún más raras y solamente están demostradas algunas alteraciones en la absorción de las grasas, especialmente si la dieta contiene cantidades muy altas de ácidos grasos insaturados. También se han mencionado algunas pequeñas carencias en pacientes aquejados de úlcera péptica, quizás por un efecto de autooxidación de las grasas.

Del mismo modo y sin que tenga relación con una carencia demostrada, parece ser que la cojera *intermitente* se beneficia con la administración de 400 mg diarios.

Más recientemente algunos investigadores la emplean para aumentar la vida de los hematíes en las *anemias* rebeldes al tratamiento, en los edemas y la *dermatitis* descamativa y en el aumento de la *hemólisis* por peróxido en los prematuros.

La dosis terapéutica más utilizada abarca desde los 5 a 30 mg/ día en los niños y los 100 a 600 mg/ día en los adultos.

Otras aplicaciones

En este apartado se incluyen todas aquellas enfermedades en las cuales la aplicación continuada de la vitamina E tiene algún efecto beneficioso, esté o no relacionado con su carencia.

Esterilidad masculina: Asociada a la vitamina A cuando exista posibilidad de degeneración del epitelio germinal.

Criptorquidia: Antes de administrar hormonas gonadotropinas se puede hacer un ensayo con vitamina E en niños que no hayan cumplido los seis años de edad.

Posteriormente, el tratamiento solamente con la vitamina no da resultado.

Embarazo: Es útil para asegurar la absorción por el feto de las sustancias nutritivas del organismo materno y para el buen funcionamiento de la placenta.

Aborto: Cuando exista infantilismo genital en la mujer, en casos de aborto habitual o en la amenaza de aborto. También cuando existan tendencias a partos prematuros o partos de fetos muertos. Hay que asociarla a la vitamina C.

Climaterio femenino: La menopausia es una buena indicación, mucho más en sus comienzos y con más razón cuando se den vaginitis por sequedad de la mucosa y prurito vulvar.

Metrorragias: Por hiperfoliculismo.

Riesgo de trombosis: Asociada al ácido acetilsalicílico.

Síndrome adiposo-genital: En los casos que aparecen en la pubertad y en todas las obesidades.

Cretinismo: En todas las formas endémicas ya que es coadyuvante en la formación de la hormona tiroidea.

Afecciones del tejido conjuntivo: Y en las afecciones oculares.

Insuficiencia coronaria: Por su acción antioxidante de los ácidos grasos es útil en todos los accidentes cardiovasculares, en la arteriosclerosis, la degeneración del miocardio y las úlceras varicosas.

Cirrosis hepática: Por su papel protector hepático y para prevenir su degeneración grasa.

Jaquecas: Asociada eventualmente a la vitamina A.

Piorrea: Asociada a las vitaminas A, B y C.

Lupus eritematoso: Tanto en su fase crónica como en las formas escleróticas.

Inmunidad deprimida: Junto a la vitamina C y A.

Distrofia muscular progresiva: Unida al selenio.

Fiebre reumática: Unida al cobre

Envejecimiento prematuro: Para prevenir y corregir las arrugas y estimular la glándula pineal.

Toxicidad

Se han registrado casos de toxicidad relativa cuando se administran dosis altas a lactantes de bajo peso e incluso han quedado registrados fallecimientos de prematuros a causa de deterioro pulmonar e insuficiencias hepática y renal por administrarla intravenosamente. Otros autores mencionan algún caso de enterocolitis necrosante y sepsis, quizás por un aumento en la destrucción de linfocitos y macrófagos.

XANTOFILAS (limonoides)

Se conoce como xantofilas (anteriormente filoxantinas) a los compuestos químicos pertenecientes al grupo de los carotinoides que poseen uno o más átomos de oxígeno en su estructura.

Las xantofilas, que se encuentran de forma natural en muchas plantas, son compuestos pigmentados y presentan también acción fotosintética. Estos pigmentos, más resistentes a la oxidación que las clorofilas, proporcionan sus tonos amarillentos y parduzcos a las hojas secas, siendo los responsables del color amarillo de las yemas de huevo.

Esta subclase de terpenos (d-limoneno, pineno, eucaliptol) que se encuentran en la cáscara de frutas cítricas, parece estar específicamente destinada a la protección del tejido pulmonar. Basados en estudios experimentales, los fitoquímicos de esta clase se encuentran en pequeñas cantidades en los aceites de cáscara de naranjas y otros frutos cítricos, así como también en otras frutas. Estos compuestos dan a estos aceites su fragancia característica. El limoneno, por ejemplo, se encuentra principalmente en las cáscaras de naranjas y limones y actúa como inhibidor de la reacción de isoprenilación, como un mecanismo para prevenir la expresión oncogénica y controlar de esa manera el crecimiento celular maligno. El alcohol perilílico, presente en las cerezas, es un metabolito que se parece mucho en su estructura química al limoneno y es cinco veces más potente que este como anticancerígeno.

Los animales no pueden producir xantofilas, por lo que deben adquirirlas por medio de la alimentación.

Entre los compuestos más importantes pertenecientes a las xantofilas se encuentra la luteína, que ha sido incorporado últimamente entre los complementos alimenticios. Otros compuestos pertenecientes a este grupo son: Violaxantina, Zeaxantina, Astaxantina, Cantaxantina, Fucoxantina, Diatoxantina.

CAPÍTULO 3

ENZIMAS

La utilización empírica de preparaciones enzimáticas en la elaboración de alimentos es muy antigua. El cuajo, por ejemplo, se utiliza en la elaboración de quesos desde la prehistoria, mientras que las civilizaciones precolombinas ya utilizaban el zumo de la papaya. Sin embargo, hasta 1897 no quedó totalmente demostrado que los efectos asociados a ciertos materiales biológicos, como el cuajo o las levaduras, pudieran individualizarse en una estructura química definida, llamada enzima, aislable en principio del organismo vivo global. Desde hace unas décadas se dispone de enzimas relativamente puros y con una gran variedad de actividades susceptibles de utilizarse en la elaboración de alimentos. Los progresos que están realizando actualmente en ingeniería genética y biotecnología permiten augurar un desarrollo cada vez mayor del uso de los enzimas, al disponer de un suministro continuo de materiales con la actividad deseada a precios razonables.

¿Qué son?

Como propuso el químico sueco Jöns Jakob Berzelius en 1823, las enzimas son catalizadores típicos, esto es, una sustancia que altera la velocidad de una reacción química sin sufrir en sí ningún cambio químico. Las enzimas, que se encuentran entre los catalizadores más importantes, tienen una función esencial en los organismos vivos donde aceleran reacciones que de otra forma requerirían temperaturas que podrían destruir la mayoría de la materia orgánica. Son capaces de acelerar la velocidad de reacción sin ser consumidas en el proceso. También son cualquiera de las numerosas sustancias orgánicas especializadas compuestas

107

por polímeros de aminoácidos, que actúan como catalizadores en el metabolismo de los seres vivos. Con su acción, regulan la velocidad de muchas reacciones químicas implicadas en este proceso. El nombre de enzima, que fue propuesto en 1867 por el fisiólogo alemán Wilhelm Kühne (1837-1900), deriva de la frase griega *en zyme*, que significa 'en fermento'. En la actualidad los tipos de enzimas identificados son más de 700.

Como es un catalizador la enzima no se consume, acelerando la velocidad de reacción sin modificar la posición de equilibrio. Las propiedades que tienen las enzimas que las hacen efectivas como catalizadores son:

Capaces de acelerar las reacciones en las condiciones suaves de la célula.

Alto poder catalítico por su gran actividad molecular; aceleran las reacciones hasta 10^{17} veces. Esto es porque se une al sustrato en relación 1:1 y la reacción que ocurre en los confines de éste ve rebajada su energía de activación como consecuencia de esa unión.

Estos complejos proteicos grandes son capaces de acelerar una gran cantidad de reacciones químicas. Ello se debe a que en su estructura globular, se entrelazan y se pliegan una o más cadenas polipeptídicas, que aportan un pequeño grupo de aminoácidos para formar el sitio activo, o lugar donde se adhiere el sustrato, y donde se realiza la reacción. Podemos añadir que una enzima y un sustrato no llegan a adherirse si sus formas no encajan con exactitud.

Las enzimas se clasifican en varias categorías: hidrolíticas, oxidantes y reductoras, dependiendo del tipo de reacción que controlen. Las enzimas hidrolíticas aceleran las reacciones en las que una sustancia se rompe en componentes más simples por reacción con moléculas de agua. Las enzimas oxidativas, conocidas como oxidasas, aceleran las reacciones de oxidación, y las reductoras las reacciones de reducción en las que se libera oxígeno. Otras enzimas catalizan otros tipos de reacciones.

Las enzimas se denominan añadiendo 'asa' al nombre del sustrato con el cual reaccionan. La enzima que controla la descomposición de la urea recibe el nombre de ureasa; aquellas que controlan la hidrólisis de proteínas se denominan proteasas. Algunas enzimas como las proteasas tripsina y pepsina, conservan los nombres utilizados antes de que se adoptara esta nomenclatura.

Las enzimas son piezas esenciales en el funcionamiento de todos los organismos vivos, actuando como catalizadores de las reacciones de síntesis y degradación que tienen lugar en ellos. La utilización de enzimas en los alimentos presenta una serie de ventajas, además de las de índole económica o tecnológica. La gran especificidad de acción que tienen las enzimas hace que no se produzcan reacciones laterales imprevistas. Así mismo se puede trabajar en condiciones moderadas, especialmente de temperatura, lo que evita alteraciones de los componentes más lábiles del alimento.

Desde el punto de vista de la salud, puede considerarse que las acciones enzimáticas son, en último extremo, naturales. Además las enzimas pueden inactivarse fácilmente cuando se considere que ya han realizado su misión, quedando entonces asimiladas al resto de las proteínas presentes en el alimento. Para garantizar la seguridad de su uso deben tenerse en cuenta, no obstante, algunas consideraciones: en aquellas enzimas que sean producidAs por microorganismos, estos no deben ser patógenos ni sintetizar a la vez toxinas, antibióticos, etc. Los microrganismos ideales son aquellos que tienen ya una larga tradición de uso en los alimentos (levaduras de la industria cervecera, fermentos lácticos, etc.). Además, tanto los materiales de partida como el procesado y conservación del producto final, deben ser acordes con las prácticas habituales de la industria alimentaria por lo que respecta a pureza, ausencia de contaminantes, higiene, etc.

En los últimos años, la investigación sobre la química enzimática ha permitido aclarar algunas de las funciones vitales más básicas. La ribonucleasa, una enzima tridimensional simple descubierta en 1938 por el bacteriólogo estadounidense René Jules Dubos y aislada en 1946 por el químico estadounidense Moses Kunitz, fue sintetizada por científicos estadounidenses en 1969. La síntesis consiste en unir 124 moléculas de aminoácidos en una secuencia muy específica para formar la macromolécula. Dicha síntesis permitió identificar aquellas áreas de la molécula que son responsables de sus funciones químicas, e hizo posible crear enzimas especializadas con propiedades de las que carecen las sustancias naturales. Este potencial se ha visto ampliado durante los últimos años por las técnicas de ingeniería genética que han hecho posible la producción de algunas enzimas en grandes cantidades.

El uso médico de las enzimas está ilustrado por la investigación sobre la L-asparaginasa, que se piensa es una herramienta importante para el tratamiento de la leucemia; se ha descubierto que las dextrinasas pueden prevenir la caída de los dientes, y que las alteraciones enzimáticas están ligadas a enfermedades como la fenilcetonuria, la diabetes, la anemia y otros trastornos sanguíneos.

Los enzimas utilizados dependen de la industria y del tipo de acción que se desee obtener, siendo éste un campo en franca expansión. A continuación se mencionan solamente algunos ejemplos:

Industrias lácteas
Como se ha indicado, el cuajo del estómago de los rumiantes es un producto clásico en la elaboración de quesos, y su empleo está ya citado en la Iliada y en la Odisea. Sin embargo, el cuajo se obtuvo como preparación enzimática relativamente pura sólo desde 1879. Está formado por la mezcla de dos enzimas digestivas (quimosina y pepsina) y se obtiene del cuajar de las terneras jóvenes. Estas enzimas

110

rompen la caseína de la leche y producen su coagulación. Desde los años sesenta se utilizan también otras enzimas con una acción semejante obtenidas a partir de microorganismos o de vegetales. Actualmente empieza a ser importante también la lactasa, un enzima que rompe la lactosa, que es el azúcar de la leche. Muchas personas no pueden digerir este azúcar, por lo que la leche les causa trastornos intestinales. Ya se comercializa leche a la que se le ha añadido la enzima para eliminar la lactosa.

Panadería
En panadería se utiliza la lipoxidasa, simultáneamente como blanqueante de la harina y para mejorar su comportamiento en el amasado. La forma en la que se añade es usualmente como harina de soja o de otras leguminosas, que la contienen en abundancia. Para facilitar la acción de la levadura, se añade amilasa, normalmente en forma de harina de malta, aunque en algunos países se utilizan enzimas procedentes de mohos, ya que la adición de malta altera algo el color del pan. La utilización de agentes químicos para el blanqueado de la harina está prohibida en España.
A veces se utilizan también proteasas para romper la estructura del gluten y mejorar la plasticidad de la masa. Este tratamiento es importante en la fabricación de bizcochos.

Cervecería
A principios del siglo XX (1911) se patentó la utilización de la papaína para fragmentar las proteínas presentes en la cerveza y evitar que ésta se enturbie durante el almacenamiento o la refrigeración, método que todavía se sigue utilizando. Esta enzima se obtiene de la papaya. Una enzima semejante, la bromelaína, se obtiene de la piña tropical.
Un proceso fundamental de la fabricación de la cerveza, la rotura del almidón para formar azúcares sencillos que luego serán fermentados por las levaduras, lo realizan las amilasas

presentes en la malta, que pueden añadirse procedentes de fuentes externas, aunque lo usual es lo contrario, que la actividad propia de la malta permita transformar aun más almidón del que contiene. Cuando esto es así, las industrias cerveceras añaden almidón de patata o de arroz para aprovechar al máximo la actividad enzimática.

Fabricación de zumos

A veces la pulpa de las frutas hace que los zumos sean turbios y demasiado viscosos, produciéndose también ocasionalmente problemas en la extracción y en su eventual concentración. Esto es debido a la presencia de pectinas que pueden destruirse por la acción de enzimas presentes en el propio zumo o bien por enzimas añadidas obtenidas de fuentes externas. Esta destrucción requiere la actuación de varias enzimas distintas, una de los cuales produce metanol, que es tóxico, aunque la cantidad producida no llegue a ser preocupante para la salud.

Fabricación de glucosa y fructosa a partir del maíz

Una industria en franca expansión es la obtención de jarabes de glucosa o fructosa a partir de almidón de maíz. Estos jarabes se utilizan en la elaboración de bebidas refrescantes, conservas de frutas, repostería, etc., en lugar de azúcar de caña o de remolacha. La forma antigua de obtener estos jarabes, por hidrólisis del almidón con un ácido, ha sido prácticamente desplazada en los últimos 15 años por la hidrólisis enzimática, que permite obtener un jarabe de glucosa de mucha mayor calidad y a un costo muy competitivo. De hecho, la CE ha limitado severamente la producción de estos jarabes para evitar el hundimiento de la industria azucarera clásica. Las enzimas utilizadas son las alfa-amilasas y las amiloglucosidasas. La glucosa formada puede transformarse luego en fructosa, otro azúcar más dulce, utilizando la enzima glucosa-isomerasa, usualmente inmovilizada en un soporte sólido.

Otras aplicaciones

Las enzimas se utilizan en la industria alimentaria de muchas otras formas, en aplicaciones menos importantes que las citadas anteriormente. Por ejemplo, en la fabricación de productos derivados de huevos, las trazas de glucosa presentes, que podrían oscurecerlos, se eliminan con la acción combinada de dos enzimas, la glucosa-oxidasa y la catalasa. Por otra parte, la papaína y bromelaína, enzimas que rompen las proteínas, se pueden utilizar fundamentalmente durante el cocinado doméstico, para ablandar la carne. Algunas enzimas, como la lactoperoxidasa, podrían utilizarse en la conservación de productos lácteos.

En cuanto a sus aplicaciones en medicina natural, se recomiendan ampliamente en casos de alteraciones digestivas diversas (hepatopatía, insuficiencia biliar y pancreática, meteorismo, estreñimiento...), así como en problemas de obesidad y celulitis, entre otras muchas aplicaciones. También, como eficaces antioxidantes.

Enzimoterapia

Consiste en la utilización de diferentes enzimas, o frecuentemente los elementos que promueven su puesta en acción, solas o en grupos, en el tratamiento de las enfermedades.

Puesto que conocemos que la base de la vida y de las funciones se construyen sobre las reacciones bioquímicas, la aplicación de un catalizador que intervenga en una reacción orgánica, tanto fuera como dentro de la célula, facilitará o posibilitará esas reacciones de transformación; por tanto, van a hacer posible la vida activando las reacciones y las transformaciones bioquímicas que suponen las funciones.

En resumen: las enzimas son necesarias para mantener la vida y el estado de salud, y aunque actúan en cantidades muy pequeñas, no intervienen directamente en la reacción.

Otras sustancias orgánicas, como algunas vitaminas o algunos minerales u oligoelementos, son necesarios para la formación de ciertas enzimas; tienen acción de coenzima. Así, entre muchas otras, la vitamina B1, la B12, la vitamina C, el selenio, el hierro, el manganeso... Sólo el zinc interviene en la formación de más de 80 enzimas que se conozca. Las enzimas no se desgastan en su acción, aunque se van regenerando, las coenzimas se consumen, por lo que han de reponerse.

En la práctica médica se ha venido preconizando el uso de algunas enzimas por su acción mucolítica, como antiinflamatorios o en la mejor evolución en heridas o traumatismos. Además, conociendo la función específica de las coenzimas se puede actuar sobre ella, como sucede aplicando cumarínicos, que al entrar en competencia con la vitamina K (coenzima) actúa sobre la coagulación sanguínea manteniéndola fluida. Pero ese no es un caso excepcional: antibióticos, corticoides o la misma aspirina actúan al bloquear algún tipo de enzima, en el caso de la aspirina una ciclo-oxigenasa que actúa sobre la inflamación.

Pero a menudo los bloqueos tóxicos de las enzimas pueden desencadenar efectos funcionales no deseables y de alcance desconocido. Además el déficit o bloqueo de enzimas ocasiona la imposibilidad de la función de limpieza y eliminación de toxinas, pues son necesarias las enzimas específicas para su eliminación.

Su uso en Medicina Natural se fundamenta en el desbloqueo, estímulo y regulación de algunas reacciones y sus funciones correspondientes, reiniciando o modulando la defensa natural del organismo.

Clasificación de las enzimas

1. Óxido-reductasas (Reacciones de oxido-reducción).
2. Transferasas (Transferencia de grupos funcionales)
3. Hidrolasas (Reacciones de hidrólisis)

4. Liasas (Adición a los dobles enlaces)
5. Isomerasas (Reacciones de isomerización)
6. Ligasas (Formación de enlaces, con aporte de ATP)

1. *Oxido-reductasas*

Son las enzimas relacionadas con las oxidaciones y las reducciones biológicas que intervienen de modo fundamental en los procesos de respiración y fermentación. Las oxidoreductasas son importantes a nivel de algunas cadenas metabólicas, como la escisión enzimática de la glucosa, fabricando también el ATP, verdadero almacén de energía. Extrayendo dos átomos de hidrógeno, catalizan las oxidaciones de muchas moléculas orgánicas presentes en el protoplasma; los átomos de hidrógeno tomados del sustrato son cedidos a algún captor.

En esta clase se encuentran las siguientes subclases principales: Deshidrogenasas y oxidasas. Son más de un centenar de enzimas en cuyos sistemas actúan como donadores, alcoholes, oxácidos aldehidos, cetonas, aminoácidos, $DPNH_2$, $TPNH_2$, y muchos otros compuestos y, como receptores, las propias coenzimas DPN y TPN, citocromos, O_2, etc.

2. *Las Transferasas*

Estas enzimas catalizan la transferencia de una parte de la molécula (dadora) a otra (aceptora). Su clasificación se basa en la naturaleza química del sustrato atacado y en la del aceptor. También este grupo de enzimas actúan sobre los sustratos mas diversos, transfiriendo grupos metilo, aldehído, glucosilo, amina, sulfató, sulfúrico, etc.

3. *Las Hidrolasas*

Esta clase de enzimas actúan normalmente sobre las grandes moléculas del protoplasma, como son la de glicógeno, las grasas y las proteínas. La acción catalítica se expresa en la escisión de los enlaces entre átomos de carbono y nitrógeno

(C-Ni) o carbono oxígeno (C-O); Simultáneamente se obtiene la hidrólisis (reacción de un compuesto con el agua) de una molécula de agua. El hidrógeno y el oxidrilo resultantes de la hidrólisis se unen respectivamente a las dos moléculas obtenidas por la ruptura de los mencionados enlaces. La clasificación de estas enzimas se realiza en función del tipo de enlace químico sobre el que actúan.

A este grupo pertenecen proteínas muy conocidas: la pepsina, presente en el jugo gástrico, y la tripsina y la quimiotripsina, segregada por el páncreas. Desempeñan un papel esencial en los procesos digestivos, puesto que hidrolizan enlaces pépticos, estéricos y glucosídicos.

4. *Las isomerasas*

Transforman ciertas sustancias en otras isómeras, es decir, de idéntica formula empírica pero con distinto desarrollo. Son las enzimas que catalizan diversos tipos de isomerización, sea óptica, geométrica, funcional, de posición, etc. Se dividen en varias subclases.

Las racemasas y las epimerasas actúan en la racemización de los aminoácidos y en la epimerización de los azúcares. Las primeras son en realidad pares de enzimas específicas para los dos isómeros y que producen un solo producto común.

Las transferasas intramoleculares (o mutasas) pueden facilitar el traspaso de grupos acilo, o fosforilo de una parte a otra de la molécula, como la lisolecitina acil mutasa que transforma la 2 – lisolecitina en 3 – lisolecitina, etc. Algunas isomerasa actúan realizando inversiones muy complejas, como transformar compuestos aldehídos en compuestos cetona, o viceversa.

Estas ultimas desarrollan una oxidorreducción dentro de la propia molécula (oxido reductasa intramoleculares) sobre la que actúan, quitando hidrógeno, a algunos grupos y reduciendo otros; actúan ampliamente sobre los aminoácidos, los hidroxácidos, hidratos de carbono y sus derivados.

5. *Las Liasas*

Estas enzimas escinden (raramente construyen) enlaces entre átomos de carbono, o bien entre carbono y oxigeno, carbono y nitrógeno, y carbono y azufre. Los grupos separados de las moléculas que de sustrato son casi el agua, el anhídrido carbónico, y el amoniaco. Algunas liasa actúan sobre compuestos orgánicos fosforados muy tóxicos, escindiéndolos; otros separan el carbono de numerosos sustratos.

6. *Las Ligasas*

Es un grupo de enzimas que permite la unión de dos moléculas, lo cual sucede simultáneamente a la degradación del ATP, que, en rigor, libera la energía necesaria para llevar a cabo la unión de las primeras. Se trata de un grupo de enzimas muy importantes y recién conocidas.

ENZIMAS Y COENZIMAS DE USO MÁS FRECUENTE

Son coenzimas las siguientes vitaminas:

VITAMINA B-1
Aneurina, Tiamina

Sus funciones bioquímicas exigen su conversión en pirofosfato de tiamina (TPP), molécula que sirve de coenzima en varias reacciones metabólicas.

Este compuesto, que contiene nitrógeno y azufre, es soluble en agua y se presenta en forma de cristales blancos. Es estable a la luz, al medio ácido y resiste la cocción siempre que no sea en un medio alcalino.

Sintetizada por las bacterias del tracto intestinal de la mayoría de los mamíferos, aunque muy dependiente de la dieta, es absorbida muy rápidamente por el intestino delgado y se transforma mediante fosforilación en su coenzima activo, el pirofosfato de tiamina o cocarboxilasa.

Esta reacción tiene lugar especialmente en las células hepáticas y los riñones, recibiendo los corpúsculos sanguíneos una pequeña cantidad, otra fracción algo menor de vitamina libre se queda en el plasma, mientras que los leucocitos reciben cantidades más altas. En cambio, aunque la mayoría de las células contienen vitamina el organismo no puede almacenarla, salvo en mínimas cantidades en hígado y riñones, y debe aportarse de manera continuada en la dieta, ya que todo exceso es eliminado por la orina y la sudoración.

La vitamina B-1 puede descomponerse en el organismo y sus metabolitos eliminados por la orina, existiendo, además, un antagonista, la tiaminasa, presente en ciertos peces, que destruye la vitamina, originando carencias si se come el pescado crudo. Del mismo modo ciertas bacterias como el bacillus tiaminolíticus también la destruye y esa es la causa, unida a la ingestión de pescado crudo, de que una gran cantidad de japoneses tengan todavía carencias.

Propiedades

Es un factor importante en el metabolismo de los hidratos de carbono y su carencia provoca aumento de piruvatos y lactatos en la sangre, aunque no es seguro que su deficiencia provoque trastornos en la producción de acetilcolina.

Regula las cifras de glucemia favoreciendo el depósito de glucógeno en el hígado y controla el metabolismo del ácido láctico en sangre.

Interviene en el ciclo de Kreps.

Es un moderador de la actividad de las glándulas endocrinas, especialmente del tiroides y el páncreas.

Interviene en la transmisión de los impulsos nerviosos.

Regula el peristaltismo intestinal.

Su coenzima hace que la glucosa pueda degradarse en gas carbónico y agua, y proporcionar energía.

Mantiene las funciones intelectuales en buen estado, especialmente la capacidad retentiva, quizá por su acción sobre la acetilcolina.

Procedencia

La encontramos en abundancia en la levadura de cerveza y el germen de trigo unida al resto de las vitaminas del grupo B, lo que hace de estos alimentos una fuente idónea para cubrir carencias. La levadura de cerveza, además, mantiene la flora intestinal en buen estado y favorece con ello la absorción y metabolización de la vitamina.

Otras fuentes son: la harina de trigo entera (0,5 mg/100 gr), el arroz entero (0,5 mg/100 gr), el salvado de arroz (2,3 mg/100 gr), la carne de vaca 0,6 mg/100 gr), las aves (0,1 mg/100 gr), los guisantes (0,36 mg/100 gr), las patatas 0,1 mg/100 gr) y la leche de vaca 0,045 mg/100 gr)

La cantidad mínima diaria que se necesita oscila entre los 2 gramos en las personas muy activas, pasando por 1 gramo en las embarazadas y apenas medio gramo en los niños pequeños. Estas cifras pueden verse aumentadas en los meses de verano por la gran sudoración, en casos de diuresis aumentada, durante la toma de antibióticos, en presencia de alcohol o si tomamos medicamentos alcalinos que dificulten su absorción.

Aplicaciones

Beri beri:

Del beri -beri se conocen tres tipos: el seco, el húmedo y el cerebral. La patología del seco se centra en flaccidez de muñecas, pies y piernas; el húmedo en la formación de grandes edemas en las extremidades inferiores, mientras que el cerebral se caracteriza por las fuertes alteraciones neurológicas.

Los comienzos sintomáticos en el niño son graves y se perciben por anorexia, distensión abdominal, debilidad, dolores cólicos acompañados por vómitos, estreñimiento y disminución de orina. Esto provoca de inmediato un edema generalizado con aumento de peso, lo que puede hacer creer que el niño está sano. Después aparece taquicardia, aumento de la frecuencia respiratoria, disnea, aumento del tamaño del corazón y síntomas de fallecimiento cardíaco.

En el adulto los síntomas no son muy diferentes y hay también anorexia, vómitos y dificultad en la absorción de los alimentos, lo que conlleva a un deterioro rápido en la salud del enfermo. Después aparece fatiga intensa, pérdida de peso, dolores en los nervios periféricos, taquicardia, palpitaciones y disnea.

En ambos es normal encontrar edema, debilidad intermitente de los músculos de la pantorrilla, piel anestesiada en los lugares del edema con acorchamiento, agotamiento muscular que llega a impedir ponerse en pie, adormecimiento de manos y pies, parálisis local, aumento del tamaño del corazón y fallo circulatorio.

Estudios más profundos sobre la carencia seria de vitamina B-1 nos hablan de una degeneración de la vaina medular a todos los niveles, lesiones de poliencefalitis hemorrágica cerebral, corazón dilatado y aumentado, fibras musculares hinchadas, fragmentadas y vascularizadas, derrames serosos a causa del edema e insuficiencia cardiaca congestiva.

Otras enfermedades semi-carenciales

Neuralgias: en especial las del trigémino, aunque siempre por vía oral, ya que las formas inyectadas pueden irritar el nervio ciático.

Afecciones gastroentéricas: con mayor razón cuando existan hemorragias y diarreas repetidas. También en presencia de vómitos, hipercloridia y gases.

Alimentación inadecuada: exceso de hidratos de carbono refinados, harinas o dulces.

Cirrosis hepática: y sus consecuencias, tales como anorexia, dispepsias, etc.

120

Afecciones cardiovasculares: taquicardia, palpitaciones, disnea, adormecimientos, pinchazos.

Deliriums tremens: cualquiera que sea la causa que la produjo, especialmente si hay alcoholismo crónico.

Infecciones: asociada a los tratamientos habituales.

Diabetes: como coadyuvante en los comas hipoglucémicos y para mejorar el metabolismo de la glucosa.

Anorexia: cualquiera que sea la causa que la produjo, tales como atonía gástrica, pérdida de fuerza, depresión nerviosa, insuficiencia circulatoria, insuficiencia suprarrenal o fiebre.

Infarto de miocardio: como estimulante de la circulación coronaria. En las cardiopatías de los hipertensos y embarazadas.

Aplicaciones no carenciales

Acrodinia infantil.

En el íleo (parálisis intestinal) postoperatorio, con el fin de estimular la motilidad intestinal anulada por la anestesia.

En el estreñimiento atónico.

En las parálisis pos-infecciosas.

En todos los casos de intoxicación etílica, medicamentosa o profesional.

En los deportistas para disminuir los tiempos de recuperación, la fatiga muscular y las agujetas, especialmente si toman suplementos de glucosa.

En los diabéticos, hipotensos y arterioscleróticos.

En todos los casos de reumatismo, neuralgias y neuritis.

Durante el tratamiento con antibióticos.

En la insuficiencia de desarrollo infantil.

En las amenorreas primarias o premenopáusicas.

En las neurosis y depresiones, especialmente veraniegas.

En la gota y el bocio endémico.

Durante la lactancia.

En casos de insomnio rebelde.

Advertencia: Dosis altas y prolongadas en niños provocan débil resistencia a la poliomielitis.

VITAMINA B-2
Riboflavina

Esta vitamina es componente de dos coenzimas relacionadas con el transporte de los electrones en la cadena respiratoria. Además participa en la cadena que transporta hidrógenos y electrones.

Este derivado de la isoaloxacina, cuyo sinónimo lactoflavina hace referencia a que se encuentra en la leche de mamíferos, se presenta en cristales amarillo anaranjados que se funden solamente a partir de los 280°, siendo totalmente estable a temperaturas inferiores y no afectándole el oxígeno ambiental.

Ligeramente soluble en agua, posee un alto poder para colorear el medio en el cual se disuelve, llegando incluso a ser utilizado como colorante alimentario o para pinturas. Aunque estable en soluciones ácidas, le afectan los álcalis y los rayos ultravioletas.

Se combina con los tejidos en forma de éster de ácido fosfórico para formar dos coenzimas, los cuales a su vez entrarán a formar parte de otros grupos enzimáticos que participan en el transporte del hidrógeno. Esta propiedad hace que sea un elemento esencial en la producción de energía que luego es almacenada como ATP.

Unido al ácido fosfórico, se combina en el organismo con varias proteínas para formar sistemas enzimáticos específicos y aunque el constituyente esencial es el mismo en cada enzima, son los aminoácidos los que determinan al final la función del enzima.

Propiedades

Favorece las acciones de oxido reducción y obra en sinergia con las vitaminas B-1 y PP, además de favorecer la absorción del magnesio y la elaboración de las hormonas tiroideas.

Influye en la absorción intestinal de los hidratos de carbono y de las grasas e interviene junto a la vitamina A en la formación de la púrpura retiniana y con la PP para prevenir y curar la Pelagra y sus secuelas.

Aunque administrada aisladamente parece que apenas tiene alguna misión útil, su presencia en los alimentos es vital, además, para estimular la síntesis de los aminoácidos, para metabolizar las grasas e impedir su depósito en el tejido adiposo.

Interviene en el metabolismo de las hormonas de la glándula suprarrenal, en la elaboración de la insulina, es un factor de crecimiento esencial en los niños y ayuda a regenerar los tejidos gastados en sobreesfuerzos musculares.

Una alimentación alcalina o el tomar suplementos alcalinos para combatir la acidez pueden desencadenar una carencia de esta vitamina.

La vitamina B-2 se fosforila en la mucosa intestinal durante su proceso de absorción y se almacena posteriormente en el hígado, los riñones, el bazo y el corazón, manteniéndose estos depósitos incluso aunque falte en la dieta. Se elimina por orina, coloreándola fuertemente, y su eliminación es apenas de un 12%, incluso en abundancia de sudor.

Las bacterias intestinales pueden sintetizarla, aunque en tan pequeña proporción que no puede cubrir las necesidades humanas, estando estos requerimientos en función del esfuerzo físico realizado.

Las necesidades del hombre oscilan entre los 0,6 mg/día de los recién nacidos, hasta los 2,5 mg/día de los jóvenes y las lactantes. En el embarazo se necesitan 2,0 mg/día y los hombres sedentarios 1,8 mg/día.

La vitamina B-2 presente en la leche se puede destruir hasta un 60% en menos de una hora si la exponemos al sol e incluso la que está presente en la levadura de cerveza y el germen de trigo comercializado desaparece en su mayor parte a causa del deshidrato y esterilización a que son sometidos para su conservación

Procedencia

La podemos encontrar en la levadura de cerveza líquida o poco procesada, en el salvado de trigo y el germen, en la cascarilla del arroz integral, en las semillas de alfalfa, especialmente si están ya germinadas y en la mayoría de las hortalizas verdes. También en la carne y pescado no congelado ni procesado, en el hígado de mamífero, en los huevos y alimentos lácteos, en las frutas y en pequeña proporción en la cerveza y el té. La harina de trigo entero contiene 0,2 mg/100 gr, mientras que la blanca apenas 0,04 mg, el pan integral 0,09 mg/100 gr y el blanco 0,07; el arroz integral 0,09 mg/100 gr y el refinado 0,03 mg; las espinacas 0,2 mg/100 gr, las alubias 0,18 mg/100 gr y los huevos 0,4 mg/100 gr

Aplicaciones

Los primeros síntomas se localizan con lesiones en la comisura de los labios (boqueras), con fuerte ardor y sensibilidad al roce, lo que dificulta abrir la boca para comer, trastorno al que hay que añadir la estomatitis, las fisuras en la lengua y la pérdida del sentido del gusto. Las lesiones de los labios comienzan con palidez y sequedad, con un fuerte color rojo. Después hay ulceraciones y fisuras que se extienden hacia fuera, agrandándose en ese momento la lengua. Si en ese estado se declara una infección por Cándida albicans las lesiones se tornan de color blanco grisáceo y la lengua de color púrpura.

Las lesiones cutáneas abarcan también el pliegue nasolabial, el cual se torna escamoso y grasiento. Después continúa la enfermedad hasta las orejas, los párpados, el escroto y los labios mayores de la vulva. Estas zonas aparecen entonces enrojecidas, grasientas y con descamación, dando lugar a lo que se llama piel de tiburón.

Aunque no siempre la carencia de vitamina se puede extender al ojo, con frecuencia se vasculariza la córnea y se produce queratitis, lagrimeo y fuerte fotofobia. Hay trastornos diversos de acomodación en ambos ojos y puede desarrollarse cierta opacidad de la córnea que puede inducir a error de diagnóstico. En los casos avanzados la vascularización de la córnea, al ser invadida por la sangre, produce ceguera.

Si se trata de un niño el crecimiento se detiene, existe enfermedad celíaca, diarreas y pérdida de fuerzas a causa no solamente de la poca producción de ATP, sino a la atrofia muscular consecuente, especialmente en los músculos largos de las piernas.

Otros investigadores creen que su carencia produce, además, psoriasis, alergias, asma, reumatismo, diabetes, herpes, jaquecas y calambres musculares.

Otras aplicaciones no carenciales

Trastornos cutáneos que cursen con descamación y costras.

Fotofobia, incluso la dependiente de la vitamina A.

Pelagra y sus síndromes, en unión a la vitamina PP.

Hipertiroidismo.

Cataratas, queratitis y orzuelos.

Anemia perniciosa.

Intoxicaciones por ácido cianhídrico y óxido de carbono.

Insuficiencia suprarrenal, esprúe tropical, choque anafiláctico y asma bronquial.

Miocarditis e insuficiencia cardiaca.

Afecciones neurológicas, temblores y cambios en el humor.

Procesos inflamatorios, reumatismo articular y atrofia muscular.

Caspa, alopecia y exceso de grasa en el pelo.

Poco desarrollo genital, alteraciones tiroideas e insuficiencia hepática.

ÁCIDO PANTOTÉNICO
Vitamina B-5

Es parte de la coenzima A. Participa en el metabolismo de los ácidos grasos, pero muy especialmente en el de los fragmentos de dos átomos de carbono que constituyen la acetil coenzima A.

El ácido pantoténico interviene en el metabolismo de los glúcidos como constituyente de la coenzima A y en el metabolismo de los lípidos. Como ácido libre es un aceite viscoso de color amarillo pálido, soluble en agua y alcohol, inestable a los ácidos y al calor. De sabor amargo y fácil de conservar en medios líquidos, en forma de pantenol se absorbe rápidamente y se convierte en ácido.

Su actividad en el organismo depende de la coenzima A, la cual se encuentra en todos los tejidos, siendo uno de los más importantes en el metabolismo tisular al actuar como portador de ácidos carboxílicos. Estas combinaciones proporcionan enlaces de gran energía, los cuales entran a formar parte como ácido cítrico en el ciclo de Krebs, el cual como sabemos regula el metabolismo de los glúcidos, prótidos y lípidos.

Después de estas transformaciones aparece el ácido acético como precursor del colesterol y las hormonas esteroides, siendo indispensable para el buen funcionamiento de la glándula suprarrenal. A su vez, la coenzima A tiene un efecto importante en el metabolismo de los lípidos y la producción del ATP, enlace sulfuro de gran energía. Todo este ciclo complejo viene a demostrar la gran importancia que tiene esta vitamina en la producción de la energía, aunque afortunadamente las carencias importantes apenas si se dan en el ser humano, salvo en pequeñas proporciones como después veremos.

Propiedades

Sabemos que este componente vitamínico es necesario para la desintoxicación de las sustancias indeseables que se encuentran en los alimentos y para neutralizar los venenos y drogas que podamos ingerir, entre ellos el alcohol.

Es un poderoso estimulante celular que actúa en el crecimiento del cabello, piel y pigmentos, mejorando además la función hepática. Estimula la producción de anticuerpos y regula todo el sistema defensivo y energético. Está involucrado en el metabolismo de los fosfolípidos y en la síntesis de la hemoglobina.

Se absorbe bien por vía intestinal, ya sean sus sales o en dilución alcohólica, aunque hay ciertos antagonistas, como el ácido salicílico que impiden su aprovechamiento, mientras que se puede mejorar su absorción uniéndolo al resto de las vitaminas del complejo B y a los oligoelementos cobre y azufre.

Procedencia

Lo podemos encontrar en la carne de vaca (0,3 mg/100 gr), el pescado de agua salada (1,0 mg/100 gr), los huevos (1,1 mg/unidad), la harina integral de trigo (0,5 mg/100 gr), las patatas (0,6 mg/100 gr), los guisantes (0,4 mg/100 gr), las alubias (0,2 mg/100 gr), la levadura de cerveza (4 mg/100 gr) y en menor proporción en los riñones, el hígado de mamífero, el salmón, el repollo y el brécol, así como en los tomates y los pimientos. También aparece en la miel, el própolis y el zumo de naranja.

Aplicaciones

El "síndrome de los pies calientes" observado en los soldados que peleaban en las trincheras y en los prisioneros de guerra, era habitual en épocas ya lejanas, aunque se dan formas más benignas en la actualidad en países tropicales o en los meses de calor.

Junto a estos ardores en la planta del pie aparecen otros síntomas como dolores de cabeza, fatiga, alteraciones en la coordinación motora de los músculos, pinchazos difusos, calambres musculares y alteraciones gastrointestinales.

También es normal que estos síntomas vayan asociados a taquicardia, hipotensión y crisis de hipoglucemia, por lo que es importante ajustar la dosis de insulina en los diabéticos.

En otros individuos y aunque no ha podido ser demostrado en todas las personas afectadas por carencia de esta vitamina, se han registrado casos de alopecia (caída del cabello) y pérdida del pigmento capilar con aparición prematura de las canas. También, degeneración del sistema nervioso que puede originar convulsiones, rinitis hemorrágica de repetición en los meses de verano, distensión abdominal con atrofia y úlceras gástricas y con frecuencia degeneración grasa del hígado.

Otros casos aislados hablan de necrosis hemorrágica en las glándulas suprarrenales, anemia hipocrómica a causa de una síntesis pobre de la hematina y hasta reabsorción de los fetos en los primeros meses del embarazo, aunque este efecto se da con frecuencia en los animales y no en el ser humano. Por último, se registraron casos aislado de vascularización de la córnea y trastornos óseos durante el crecimiento, quizás porque la carencia de pantotenato nunca se da aislada.

Otras alteraciones que pueden darse son anorexia, dolores en las extremidades, desvanecimientos con hipotensión y taquicardia y alteraciones en el comportamiento como depresión e irritabilidad.

Las necesidades diarias en los trastornos carenciales son de 10 mg diarios y para cubrir las demandas en personas sanas bastan con 5 mg

Otras aplicaciones no carenciales
Aplicado tópicamente se utiliza con cierto éxito para el tratamiento de la alopecia, las úlceras por decúbito y las varices, así como para el sudor de pies y el ardor de la planta,

especialmente cuando está asociado a irritaciones interdigitales.

En dosis de 100 mg/día por vía intramuscular es muy útil para restablecer la movilidad intestinal después de las operaciones quirúrgicas, así como para eliminar los ardores intensos de estómago y las úlceras gástricas.

También en forma local y en forma de pastillas para chupar, se utiliza con éxito en afecciones faríngeas que cursan con ardores e inflamación y en las estomatitis, así como después de las extracciones dentarias para mejorar la cicatrización. En forma de pomada acelera la cicatrización de la piel en las quemaduras y suaviza la piel irritada en los niños pequeños.

Es eficaz para prevenir y curar las intoxicaciones por estreptomicina, especialmente en los trastornos neurológicos y auditivos que se pueden dar.

También se puede probar en enfermedades como el parkinsonismo, las depresiones, las neuritis, los procesos reumáticos y las alteraciones del sistema nerviosos central.

Aunque no exista seguridad en su eficacia, es normal emplearlo en todas las alteraciones del cuero cabelludo (alopecia, caspa, seborrea, eczemas, dermatitis y canas), asociada generalmente a otras vitaminas, aminoácidos y oligoelementos.

VITAMINA B-6
Piridoxina

Su importancia metabólica depende de su conversión en piridoxal-5-fosfato (PALP), molécula que funciona como coenzima en numerosas reacciones bioquímicas, casi todas relacionadas de alguna manera con los aminoácidos. Interviene en el metabolismo de los aminoácidos y en la transformación del triptófano en ácido nicotínico.

Los cambios químicos en el sistema nervioso central, es decir, la formación de serotonina a partir del triptófano y de ácido gammaaminobutírico (GABA) a partir del ácido glutámico requiere sustancias dependientes de la vitamina B6, lo mismo que la formación de Tirosina.

Una vez ingerida se distribuye por todo el organismo en forma de coenzima, aunque no se almacena así, y el 70% de ella es eliminada por orina como un metabolito inactivo.

La encontramos a nivel celular como fosfato de piridoxal, interviniendo así en el metabolismo de los hidratos de carbono, en la neuglucogénesis y en el metabolismo de los lípidos, favoreciendo la utilización de los ácidos grasos secuenciales, aunque su papel más importante está en los prótidos.

Por intermedio del piroxal-fosfato contribuye a mantener la integridad de la célula nerviosa y de la vaina de mielina.

Forma parte de las transaminasas al actuar sobre los aminoácidos glutámico y aspártico y permite realizar la síntesis de los aminoácidos a partir de los hidratos de carbono. También participa en otras reacciones en las que están involucrados la glutamina, la aspargina y el ácido aspártico, facilitando la formación de urea. Su acción sobre los aminoácidos abarca también a la tirosina, la histidina, cisteína, así como al triptófano y la vitamina PP.

Siguiendo con los procesos metabólicos la volvemos a encontrar influyendo en la serina y la treonina y en un derivado de la metionina llamado homocisteína. También facilita la conversión del ácido linoleico en araquidónico, en la biosíntesis de la coenzima A, el cual se altera cuando hay carencia de B-6 y facilita la formación del glucógeno de reserva en los músculos e hígado. Podríamos afirmar que su presencia es esencial para la totalidad de los aminoácidos esenciales.

Su papel es también importante en la incorporación del hierro en la síntesis de la hemoglobina, en la fijación del calcio a los huesos, la actividad del sistema nervioso central y para suministrar metabolitos al ciclo de Krebs.

Está íntimamente relacionada con la Niacina, pero al contrario que ésta no es un producto del triptófano y le ayuda a metabolizarse.

Su coenzima, la codecarboxilasa, interviene en el metabolismo de las proteínas y en forma de fosfato de piridoxal en el metabolismo del sistema nervioso. Su carencia puede ser debida a una disminución del nivel del ácido gamma amino butírico del sistema nervioso, ya que su síntesis se realiza mediante un enzima que precisa el piridoxal 5 fosfato. El codecarboxilasa, a su vez, interviene también como cofermento en el metabolismo de los aminoácidos, siendo también importante en el de los lípidos y la colesterina.

La piridoxina misma probablemente carece de acción fisiológica, pero se transforma fácilmente por el cuerpo en las formas funcionales piridoxal y piridoxamina.

En la sangre estimula la eritropoyesis y la leucopoyesis y posee acción desintoxicante sobre tóxicos endógenos y exógenos.

Su papel es importante en el metabolismo cerebral y es necesaria para la formación del grupo de aminas cerebrales que facilitan la transmisión nerviosa, entre ellas la adrenalina, la noradrenalina y la dopamina.

Hay ciertas drogas que interfieren en su relación con los sistemas enzimáticos específicos, como la isoniacida, la penicilamina y la hidralazina, dando lugar a carencias de B-6 bastante importantes.

Las necesidades diarias son de 2,0 mg/día en adultos, 10 mg/día en embarazadas y 0,4 mg/día en los lactantes.

Procedencia

Sus mejores fuentes naturales son la levadura de cerveza, el germen de trigo, las verduras y hortalizas, las legumbres (0,1 mg/100 gr), el hígado de mamífero, los plátanos, las patatas (0,14 mg/100 gr) y la leche (0,03 mg/100 gr). También está en los huevos (0,25 mg/100 gr) y el pescado azul (0,45 mg/100 gr).

Aplicaciones
Aunque la deficiencia primaria es muy infrecuente, al estar muy difundida por la naturaleza, se han podido observar carencias importantes en niños pequeños alimentados con leche artificial en polvo, dando lugar a convulsiones, y en personas con tratamiento de fármacos antagonistas.
Los síntomas consisten en seborrea, glositis, queilosis, neuropatías, anemia en los adultos e incluso deficiencia mental, urticaria y asma.
También son frecuentes carencias en los regímenes de adelgazamiento y es normal encontrar seborrea alrededor de la nariz, ojos y boca y una disminución constante en el número de linfocitos. Hay neuritis periférica y accidentes cardiovasculares más frecuentes.

Aplicaciones no carenciales
Esta es quizá la mejor aplicación de la piridoxina, ya que aunque las carencias no son frecuentes, su utilidad como nutriente con propiedades terapéuticas es muy amplia y permite tratar una gran gama de enfermedades, entre ellas:
Náuseas y *vómitos* de la embarazada, especialmente en los tres primeros meses.
Mareo en los viajes, aunque el efecto deba ser también preventivo.
Enfermedad de kwashiorkor por deficiencia de proteínas.
Hipoplasia medular por *anemia* normocrómica.
Colitis crónicas y agudas, diarreas, náuseas y vómitos.
Hepatopatías y anorexia.
Cardiopatías funcionales y secuelas de accidentes vasculares.
Pérdida de *memoria* y disminución de las facultades intelectuales.
Bajo rendimiento deportivo y poco *desarrollo muscular*.

Alcoholismo crónico y para anular los efectos de las borracheras (300 mg en una dosis)
Alopecia en unión al complejo B.
Pelagra, para curar las lesiones residuales.
Acné, junto con la vitamina A en dosis de 250 mg.
Encefalitis, por su acción decisiva sobre el sistema nervioso.
Favorece el sueño.
Trastornos neuromusculares como parálisis, parkinsonismo, temblor ideopático.
Hipoacusias seniles, neuroencefálicas, tóxicas, en asociación con las vitaminas B-1 y A.
Litiasis renal, para favorecer el paso de glicina a glicoxílico, mucho más fácil de eliminar.
Porfiria, en unión a la vitamina E.

Advertencias:
Dosis prolongadas de vitamina B-6 pueden desequilibrar el ácido pantoténico de la dieta, originando carencias.
No administrar junto con medicamentos que contengan L-Dopa, porque anula su efecto.
Dosis muy altas durante varios meses puede producir ataxia sensitiva y alteración de la sensibilidad en las extremidades inferiores.

ENZIMAS DIGESTIVAS

Amilasa
Este componente del jugo pancreático tiene la acción de hidrolizar el almidón hasta maltosa a un pH óptimo de 7.1.
El carbohidrato dietético principal para muchas especies es el almidón, siendo esta enzima quien hidroliza el almidón a maltosa (un disacárido de la glucosa), así como también la maltotriosa que es un trisacárido, y fragmentos pequeños llamados dextrinas límite. La fuente principal de amilasa en todas las especie es el páncreas, aunque la amilasa está

también presente en la saliva de algunos animales (p.ej. en cerdos), además del hombre.

Bromelina

La piña, por su contenido en bromelina, formada por tres enzimas combinadas (bromelina, extranasa y ananasa), resulta muy adecuada para la circulación ya que disuelve los coágulos que puedan formarse y fluidifica la sangre. Esto es una buena manera de evitar problemas circulatorios como trombosis, ataques cardíacos, apoplejías y, al mismo tiempo disminuir la presión sanguínea elevada.

En la actualidad, la bromelina se mide en MCU (unidades de coagulación de la leche) o GDU (unidades de disolución de la gelatina). Una GDU equivale a aproximadamente 1.5 MCU.

Los productos más potentes contienen al menos 2.000 MCU (1.200–1.333 GDU) por gramo (1.000 mg). Un suplemento que contenga 500 mg e indique "2.000 MCU por gramo" en la etiqueta, tendrá una actividad de 1.000 MCU.

Es complicado determinar la dosis correcta de bromelina que se debe tomar. La mayoría de los estudios de la bromelina se realizaron hace años, cuando las cantidades utilizadas se expresaban en unidades de actividad que ya no existen y que no es fácil convertir exactamente en las nuevas unidades.

Algunos médicos recomiendan tomar hasta 3.000 MCU tres veces al día durante varios días, seguidas por 2.000 MCU tres veces al día.

La mayor parte de la bromelina usada en los estudios de investigación (500 MCU cuatro veces al día) tenía un recubrimiento entérico para evitar que la destruyeran los jugos gástricos. Por lo tanto, es probable que los preparados de bromelina que se venden actualmente (que no suelen tener un recubrimiento entérico) sean menos potentes que la bromelina que se usó en los estudios de investigación.

Galactosidasa

Ha sido autorizada en la UE en la terapia de sustitución enzimática a largo plazo en pacientes con diagnóstico confirmado de enfermedad de Fabry (déficit de galactosidasa A). La enfermedad de Fabry es una enfermedad hereditaria ligada al cromosoma X, de incidencia rara (aprox. 3.000 casos en todo el mundo) que se caracteriza por un déficit de galactosidasa que ocasiona daños en riñón, hígado, corazón. Se manifiesta con insuficiencia renal, opacidad corneal, lesiones cutáneas y dolor en extremidades, siendo más grave en varones.

La *agalsidasa* puede sustituir a la galactosidasa, aunque debe ser administrada por vía intravenosa. La *agalsidasa* al ser una proteína, no se espera que se una a las proteínas plasmáticas y al ser su metabolismo por hidrólisis peptídica no es probable que presente interacciones con otros fármacos. La semivida es diferente dependiendo de la forma: aprox. 108 minutos.

En pacientes con enfermedad de Fabry se confirmaron la reducción del dolor (sobre todo neuropático), reducción de medicación analgésica, así como la reducción en los niveles de GE en tejidos (corazón, riñón e hígado). No obstante, también se dan reacciones adversas: escalofríos, fiebre, náuseas, neuralgia, hipertensión y mialgia (comunes a las dos formas), rinitis y acné, recomendándose no utilizarse en embarazo y lactancia.

Invertasa

La invertasa o β-fructofuranosidasa, desdobla la sacarosa en sus dos componentes: glucosa y fructosa, obteniéndose así un producto de alto contenido en fructosa.

Durante el proceso de conversión del néctar de las abejas en miel ocurren dos procesos diferentes. Uno químico, en el cual la sacarosa es desdoblada en glucosa y fructosa (azúcares simples) por acción de la enzima invertasa, presente en la saliva de las abejas pecoreadoras. Estas, al llegar a la colmena, transfieren el néctar a otras abejas, quienes lo regurgitan junto a su saliva (agregándole más invertasa) en las celdas de los panales destinados a su almacenamiento. El segundo proceso consiste en crear corrientes de aire caliente que deshidratan el néctar, reduciendo el contenido de agua a menos de 20%, produciéndose finalmente la miel. Este proceso, de orden físico, se logra a través de la ventilación y evaporación, producto del calor generado por el movimiento de los músculos toráxicos y las alas de las abejas. La miel, por tanto, es un alimento rico en esta enzima.

Lactasa

La mayoría de los bebés poseen esta enzima que divide la lactosa en glucosa y galactosa para así poder ser absorbidas en la sangre. Antes de los años 60, la mayoría de los profesionales de la medicina en Estados Unidos creían que estas enzimas existían en el mismo número en adultos que en niños. Sin embargo, cuando se hicieron más investigaciones al respecto con diferentes grupos étnicos, se descubrió que esa concepción estaba más bien lejos de la realidad. Aproximadamente un 70 por cien de afro-americanos, un 90 por cien de asiáticos-americanos, un 53 por cien de hispanoamericanos y un 74 por cien de indios nativos americanos, demostraron ser intolerantes a la lactosa. La causa estaba en la ausencia de lactasa, del mismo modo que también ocurre con la *renina*.

Pronto se descubrió que la ausencia de las enzimas digestivas necesarias para metabolizar la leche de vaca no era una anomalía, sino una norma en la población adulta, aunque la raza caucásica parece que resiste mejor esta carencia. La mayoría de la población sin embargo (alrededor de un 75%) pierde las enzimas que digieren la lactosa tras el destete, convirtiendo a la leche en un alimento perjudicial, salvo que esté previamente fermentado, como ocurre con el yogur.

Lipasa

Se trata de uno de los componentes del jugo pancreático,

cuya función es hidrolizar las grasas en ácidos grasos, glicerol, monoglicéridos y diglicéridos. La forma principal de presentación de los lípidos alimenticios son los triglicéridos, o lípidos neutrales, pero las moléculas de triglicéridos no se pueden absorber directamente a través de la mucosa intestinal, pues primero deben ser digeridos a 2 monoglicéridos y dos ácidos grasos libres. La enzima que realiza esta hidrólisis es la lipasa, que llega al lumen del intestino como un componente del jugo pancreático. Sin embargo, se necesitan cantidades suficientes de sales de bilis para que la lipasa pueda digerir eficientemente los triglicéridos y metabolizarlos a ácidos grasos y monoglicéridos para ser absorbidos. Esto significa que la digestión y la absorción normales de la grasa dietética dependen de las secreciones del páncreas y el hígado.

Lisozima

Se trata de una enzima que posee acciones favorables sobre el sistema inmunológico del organismo. Según se cuenta, el descubrimiento de la lisozima tuvo lugar en 1922, cuando las lágrimas de un niño (que estaba en el laboratorio donde trabajaba Fleming), cayeron en un tubo y aclararon una suspensión llena de una bacteria denominada *Micrococcus lysodeikticus*.

Cualquier lágrima posee esta enzima, capaz de romper el enlace beta glucosídico de la mureína, encontrándose igualmente en las secreciones nasales, la saliva y la clara de huevo. También se la ha aislado en bacterias y bacteriófagos.

La acción de la lisozima se pone en evidencia por un aclaramiento rápido de una suspensión bacteriana, *Micrococcus lysodeikticus* y *Bacillus megaterium*, entre otras, habitualmente presentes en la boca.

El mecanismo de la lisis es el siguiente: la destrucción de la pared celular deja al protoplasma de las bacterias rodeado únicamente por la membrana celular ("protoplasto"), lo cual convierte a la bacteria en un organismo extraordinariamente sensible a las variaciones de tonicidad del medio, momento es que son atacadas por la lisozima. Por tanto, la lisozima presente en las lágrimas y en la saliva actúa como barrera frente a diferentes microorganismos patógenos, por lo que su deficiencia está ligada a un aumento del riesgo de infecciones. Esta sustancia también se encuentra de modo natural en el bazo, los pulmones, los leucocitos, el plasma, el cartílago y en la leche materna.

Gracias a la presencia de lisozima en nuestro organismo, éste es capaz de defenderse espontáneamente de numerosas infecciones. Cuando debido a diferentes situaciones patológicas descienden los niveles de lisozima, merma la capacidad del organismo para defenderse frente a las infecciones. Algunas de sus aplicaciones son: tratamiento de infecciones buco-faríngeas, estomatitis, gingivitis o gripe, así como en casos de colitis ulcerosa.

Maltasa

La maltasa es la enzima que hidroliza la maltosa a glucosa. Existe de forma natural en la saliva, los jugos pancreáticos e intestinales así como en la sangre. El almidón se digiere en dos etapas: primero, una enzima de la saliva y del jugo pancreático lo descompone en moléculas de maltosa; luego, la maltasa, una enzima de la mucosa del intestino delgado, divide la maltosa en moléculas de glucosa que pueden absorberse en la sangre. La glucosa va por el torrente sanguíneo al hígado, en donde se almacena o se utiliza como fuente de energía para las funciones del cuerpo.

Papaína

La papaína es una enzima similar a la pepsina humana. Se extrae de la deliciosa papaya, y el crecimiento del negocio relacionado con ella ha sido tal en los últimos años que el mercado mundial se calcula en unos 100 millones de dólares anuales, de los cuales el 70% pertenece a las industrias relacionadas con la alimentación. La papaína se consigue por la extracción del látex, que es un líquido blanco obtenido mediante cortes en los frutos inmaduros. Luego, en laboratorio, se separa la enzima y se purifica hasta alcanzar un nivel óptimo de calidad para la comercialización y uso. La enzima se usa en estado líquido y tiene una duración mínima de seis meses estando refrigerada.

La papaína es una mezcla de enzimas proteolíticas, es decir enzimas capaces de dividir a las proteínas en moléculas más simples. Se encuentra en el estado natural en el látex de la papaya. De cara a la defensa inmunitaria, la papaína moviliza y divide los "complejos inmunes", que son agregados constituidos por varios antígenos y anticuerpos, con el fin de facilitar su renovación. Al desempeñar el sistema inmunitario un papel capital en numerosos procesos fisiológicos, la papaína es por lo tanto una gran aliada de nuestra salud. La papaína estimula por otra parte la producción de SOD, o superóxido dismutasa, que es la enzima que elimina los radicales hidroxilos y bloquea así el proceso de formación de radicales libres desde su inicio. Al actuar la SOD como un verdadero medicamento contra la inflamación y la fibrosis, la utilidad de la papaína en luchar contra los reumatismos es ahora reconocida. Sus beneficios también han sido constatados por las personas afectadas por el virus VIH y de la hepatitis B o con diabetes insulino-dependiente. Por último, la papaína reduce los efectos secundarios asociados a la radiación y a la quimioterapia.

La papaína también estimula la producción de los jugos del páncreas, lo que permite digerir mejor los alimentos. Es curioso como la papaya por una parte puede aumentar los jugos gástricos en caso de insuficiencia hepatobiliar pero, al mismo tiempo, tiene capacidad para proteger el estómago cuando se encuentre irritado, por lo que será adecuada su ingestión si existe gastritis o posibilidad de desarrollarla por exceso de ácidos o por ingestión habitual de medicamentos.

Pepsina

Es un componente del jugo gástrico, cuya principal función es la digestión parcial de las proteínas naturales en proteasas y peptonas. Al igual que la *renina,* la pepsina pertenece a una familia conocida como proteasas aspárticas, debido al aminoácido aspartato.

Su importancia aumentó en los años 70 cuando la investigación sobre la estructura de proteasas ácidas micóticas sirvió de guía para desvelar la estructura de la pepsina de cerdo. Lo que se pretendía realmente era buscar un inhibidor de la *renina,* posiblemente responsable del aumento de la tensión arterial.

La pepsina es responsable del fraccionamiento de un 10 por ciento de las proteínas, siendo la única enzima que digiere el colágeno, uno de los principales componentes de la carne.

Segregada a nivel de las células principales del estómago en forma inactiva, está formada por siete enzimas que se agrupan en los denominados pepsinógenos I y II precisándose para su activación la presencia de un pH ácido, siendo el pH óptimo para su actuación 1,8 y no existe actividad cuando el pH es superior a 3,5. Esta pudiera ser la causa de muchas úlceras pépticas.

Pepsinógeno

En el estómago el ácido clorhídrico convierte al pepsinógeno en pepsina, cuya secreción va a tener dos tipos: el pepsinógeno I y el pepsinógeno II. El pepsinógeno I sólo es secretado por las células principales y por las células mucosas del cuello de las glándulas oxíntricas (propias del aparato digestivo), mientras que el pepsinógeno II es secretado por células mucosas a lo largo y ancho del estómago.

Ptialina

La digestión comienza con una correcta masticación e insalivación de los alimentos. Sin embargo sólo el almidón inicia su digestión química en la boca. La saliva, que es alcalina, contiene ptialina, la cual convierte el almidón en maltosa, un azúcar complejo que más tarde será transformado en glucosa (un azúcar simple), por la maltasa del intestino. La ptialina puede ser destruida al modificarse el pH oral, por un ácido débil o una reacción alcalina fuerte. Esto es importante, ya que su acción se interrumpe si los almidones se mezclan con alimentos ácidos o que provoquen reacción ácida en el estómago. Por ejemplo, cuando se toma azúcar, se produce mucha saliva pero sin ptialina. Al comer almidón humedecido, no se produce saliva. Al comer carne o grasa no se produce ptialina.

Quimosina
Produce la coagulación de la leche, ya que en presencia de calcio transforma en forma irreversible la caseína de la leche en una paracaseína, sobre la cual actúa posteriormente la pepsina. Se dice que esta enzima no existe en el jugo gástrico de los adultos, otra razón para descartar la ingesta de leche. Sin embargo, la contienen los quesos y yogurt.

Renina
Es la enzima para la coagulación de leche; actúa en la caseína de la leche produciendo una masa a semejanza de gel, que la prepara para la digestión por la pepsina. Presente en el estómago de los lactantes, va desapareciendo al llegar a la niñez, hasta su inexistencia en la edad adulta. Esta es una de las causas por las cuales se insiste en que los adultos no deberían tomar leche, pues ya no disponen de los elementos digestivos necesarios para su absorción y metabolización.

Tripsina
A ella se debe la acción proteolítica del jugo pancreático, actuando sobre las proteínas nativas, sobre las proteosas y sobre las peptonas provenientes del estómago para producir polipéptidos que son más aprovechables. El *tripsinógeno* es un precursor de la tripsina, enzima producida en el páncreas y

que descompone la proteína en el duodeno. Este examen se realiza para detectar enfermedades del páncreas. Los niveles de tripsina y tripsinógeno aumentan con algunos tipos de enfermedades pancreáticas como la pancreatitis aguda y la fibrosis quística, mientras que los niveles bajos o normales se observan en la pancreatitis crónica.

Las enzimas *quimotripsina* y tripsina pueden ser útiles pasa cicatrizar heridas menores porque tienen propiedades antiinflamatorias y pueden absorberse intactas en el tracto gastrointestinal. Las cantidades disponibles en los preparados comerciales son variables. Una preparación popular contiene 24 mg de tripsina (720 unidades) y 1 mg de quimotripsina (300 unidades FIP) por comprimido. Las dosis recomendadas para un suplemento oral van de 5 comprimidos dos veces al día, hasta 10 tres veces al día. Estas enzimas pueden ser más efectivas para el dolor lumbar crónico y la ciática que para el dolor lumbar agudo.

OTRAS ENZIMAS

ATP (Trifosfato de adenosina)

Es la principal fuente de energía de los seres vivos y se alimenta de casi todas las actividades celulares, entre ellas el movimiento muscular, la síntesis de proteínas, la división celular y la transmisión de señales nerviosas. Se origina por el metabolismo de los alimentos en unos orgánulos especiales de la célula llamados mitocondrias.

El ATP se comporta como una coenzima, ya que su función de intercambio de energía y la función catalítica (trabajo de estimulación) de las enzimas están íntimamente relacionadas. La parte adenosina de la molécula está constituida por adenina, un compuesto que contiene nitrógeno (también uno de los componentes principales de los genes) y ribosa, un azúcar de cinco carbonos. Cada unidad de los tres fosfatos (trifosfato) que tiene la molécula, está formada por un átomo de fósforo y cuatro de oxígeno y el conjunto está unido a la ribosa a través de uno de estos últimos. Los dos puentes entre los grupos fosfato son uniones de alta energía, es decir, son relativamente débiles y cuando las enzimas los rompen ceden su energía con facilidad. Con la liberación del grupo fosfato del final se obtiene siete kilocalorías (o calorías en el lenguaje común) de energía disponible para el trabajo y la molécula de ATP se convierte en ADP (difosfato de adenosina).

La mayoría de las reacciones celulares que consumen energía están potenciadas por la conversión de ATP a ADP, incluso la transmisión de las señales nerviosas, el movimiento de los músculos, la síntesis de proteínas y la división de la célula.

Por lo general, el ADP recupera con rapidez la tercera unidad de fosfato a través de la reacción del citocromo, una proteína que se sintetiza utilizando la energía aportada por los alimentos. En las células del músculo y del cerebro de los vertebrados, el exceso de ATP puede unirse a la creatina, proporcionando un depósito de energía de reserva.

Para poder ser sintetizado, los organismos requieren oxidar los sustratos energéticos de la dieta, proteínas, grasas y carbohidratos. Inicialmente estas sustancias tienen vías metabólicas separadas hasta alcanzar en su degradación un metabolito común que es el acetil CoA. A partir de este punto entran al ciclo de Krebs o del ácido cítrico, realmente una ruta para facilitar el catabolismo y al anabolismo. En este proceso hay producción de CO_2 e hidrogeniones, siendo estos últimos transportados por óxido reducción a la cadena respiratoria donde se formará agua endógena y ATP. Para lograr esta oxidación de los sustratos con alta producción de energía, es indispensable el oxígeno que actúa como comburente en las reacciones.

La energía adquirida por las células se conserva en ellas para ser utilizada principalmente cuando se requiera en forma de adenosín trifosfato (ATP). Tanto si proviene de la luz solar o de la oxidación de compuestos orgánicos, se invierte en la formación de ATP, en una proporción muy alta. El ATP es entonces el "fluido energético" que pondrá en marcha las demás funciones de la célula.

Todos los seres vivos necesitan un aporte continuo de materia y energía, aunque existen grandes diferencias en la forma de obtenerlas y de su utilización. Los vegetales son seres autótrofos, utilizan la energía solar como fuente de energía y como materia usan el agua, el dióxido de carbono (CO_2) y los iones orgánicos. No necesitan eslabones intermedios.

El hombre y los animales son seres heterótrofos y por ello utilizan como fuente de energía y materia las biomoléculas sintetizadas por los vegetales, ingeridas en los alimentos directamente. Las biomoléculas ingeridas por el hombre se degradan metabólicamente hasta convertirse en CO_2 y H_2O, y derivados nitrogenados, que liberan energía química (ATP). Esta energía se utiliza para la realización de trabajo y la síntesis proteica.

Con objeto de obtener energía y otras sustancias, tan sólo para partir a la molécula de glucosa en dos fragmentos iguales de piruvato o lactato, se requiere de un gran número de pasos, catalizados cada uno por una enzima diferente. La degradación de la glucosa, o glucólisis, se puede llevar a cabo tanto en ausencia como en presencia de oxígeno. Sin embargo, lo más importante del proceso es que parte de la energía contenida en los enlaces de la glucosa puede transformarse, con bajo rendimiento, en la de los enlaces del ATP, directamente aprovechable por la célula. Pero aunque una molécula de glucosa que se degrada para dar ácido láctico sólo produce dos moléculas de ATP, esta vía puede funcionar a gran velocidad en algunas células, las musculares, por ejemplo. Los atletas que participan en las pruebas rápidas, como por ejemplo la carrera de los 100 metros, obtienen casi toda la energía para la competencia, de esta vía metabólica.

Moléculas de adenosintrifosfato y adenosindifosfato

La molécula de ATP contiene tres grupos fosfato y libera energía cuando se desprende el último de éstos al ser "hidrolizado", al romperse con una molécula de agua. La cantidad de energía que se libera puede en muchos casos servir para que otra reacción química ocurra. Utilizando una analogía de la naturaleza, es como si el agua que corre por un río, que siempre va cuesta abajo, corriera un día cuesta arriba; esto que parece imposible, es lo que la célula tiene que hacer todo el tiempo para sobrevivir y dividirse, ya que en un organismo vivo existe una constante tendencia al desorden o al equilibrio con el medio que la rodea. Para evitar caer en este equilibrio o desorden de manera total, todo organismo vivo debe gastar energía química a partir de la cual se sintetizan componentes celulares o bien se llevan a cabo procesos, como el transporte de nutrientes o el movimiento, que requieren de ella.

El ATP y el poder reductor

Como hemos visto, el metabolismo tiene dos componentes, uno de degradación y otro de síntesis; en pocas palabras, la fase degradativa produce ATP y la de síntesis lo utiliza. El ATP es probablemente la molécula más utilizada del organismo; esto ha hecho que un gran número de grupos de investigación en el mundo se hayan interesado en estudiar los mecanismos de síntesis de este compuesto.

Esquema de una mitocondria

La maquinaria que se encarga de sintetizar la molécula de ATP está incluida o sumergida dentro de la membrana interna de la mitocondria y está constituida por proteínas especializadas en las funciones que a continuación describimos. Después de muchos años de investigación, se ha llegado a entender que existen proteínas que, a diferencia de la gran mayoría de las proteínas solubles, pueden llevar a cabo procesos de transporte de especies químicas que no pasarían a través de una membrana de no ser por ellas.

En la mitocondria estas proteínas aceptan y donan electrones, los cuales provienen originalmente de los hidrógenos que proporciona el ciclo de Krebs. Pero lo más importante es que, como ya mencionamos para el cloroplasto, tienen acoplados a su vez procesos de transporte. En otras palabras, cuando una molécula dona su electrón a una de las proteínas de la membrana mitocondrial, el electrón es transportado hacia el oxígeno, pero no en forma directa, sino a través de varios aceptores. En algunos de los pasos, de manera simultánea al transporte de los electrones hacia el oxígeno y aprovechando la energía con que esto sucede, se "bombean" protones, o hidrogeniones (H^+) hacia el exterior de la mitocondria.

La esencia del proceso es que las proteínas de la membrana mitocondrial, que se llaman también transportadoras de electrones, se encuentran formando una cadena que termina en el oxígeno, y que al funcionar bombea protones al exterior. Estos protones tienen una gran tendencia a regresar al interior, y representan una forma de energía. Así se genera una fuerza capaz de proveer la energía que requiere el proceso de síntesis de ATP.

CATALASA

La catalasa es una de las enzimas involucradas en la destrucción del peróxido de hidrógeno generado durante el metabolismo celular. Este peróxido de hidrógeno oxidorreductasa, es una de las enzimas más abundantes en la naturaleza y se encuentra ampliamente distribuida en el organismo humano, aunque su actividad varía en dependencia del tejido; ésta resulta más elevada en el hígado y los riñones, más baja en el tejido conectivo y los epitelios, y prácticamente nula en el tejido nervioso. A nivel celular se localiza en las mitocondrias y los peroxisomas, excepto en los eritrocitos, donde se encuentra en el citosol.

Función enzimática

La actividad de la CAT puede ser inhibida por el cianuro, la azida, el sulfuro, la hidroxilamina, el paracetamol, la bleomicina, la adriamicina, la benzidina y el paraquat.

La CAT ha sido ampliamente estudiada en relación con su participación en numerosos procesos patológicos de gran importancia en las investigaciones biomédicas, y está involucrada tanto en la génesis como en las consecuencias de dichos procesos.

En modelos animales y humanos de isquemia se ha comprobado la participación de las EROS (especies reactivas de oxígeno), en la producción de los daños que aparecen durante este proceso, así como la modificación de las enzimas antioxidantes, entre las que se encuentra la CAT, y se ha observado que estas modificaciones no se comportan de igual forma en todos los tejidos.

En estudios realizados en riñón, la reperfusión (restauración del flujo sanguíneo) que siguió al daño isquémico provocó una pérdida de proteínas de la matriz de los peroxisomas, e incluso muerte celular, con drástico compromiso de las funciones de éstos y descenso significativo de la actividad de CAT.

En pacientes con insuficiencia renal crónica, principalmente en aquéllos que recibieron tratamiento con diálisis peritoneal y hemodiálisis, se encontró una disminución de las enzimas antioxidantes, entre ellas la CAT, a nivel eritrocitario.

El desarrollo de lesiones hemorrágicas en la mucosa intestinal es causado por radicales de oxígeno y la activación de la fosfolipasa A con enzimas antioxidantes como la CAT y las superóxido dismutasas (SOD), así como inhibidores de la fosfolipasa A2, pueden prevenir los daños causados por la reperfusión intestinal, siempre que el tratamiento se aplique durante la isquemia, pero antes de la reperfusión.

Se ha encontrado también una relación causal entre la generación de radicales libres y el daño isquémico de la retina y se comprobó la protección que brindan las SOD y la CAT, las que se recomiendan como posible tratamiento.

La administración de SOD y CAT reduce la incidencia de depresión de la función contráctil en modelos experimentales, y puede limitar la necrosis si se utilizan en el momento de la reperfusión.

Estudios recientes muestran que la CAT y las SOD, administradas de forma independiente durante la reperfusión cardiaca, reducen significativamente la producción de EROS, pero fallan ante la producción de arritmias ventriculares inducidas por la reperfusión. Ambos efectos pueden eliminarse cuando las 2 enzimas se aplican juntas.

Durante los trasplantes cardíacos tiene lugar una isquemia prolongada seguida de reperfusión con sangre oxigenada, produciéndose un aumento en los niveles de las EROS, lo que trae como consecuencia un desacoplamiento de los procesos de contracción-excitación a nivel del sarcolema. La CAT y las SOD pueden preservar la función del metabolismo miocárdico durante el trasplante.

Se ha encontrado que después de quemaduras severas existe un incremento del catabolismo proteico con la consiguiente disfunción hepática, lo cual puede reducirse administrando enzimas antioxidantes como la CAT.

Infertilidad

Numerosos estudios han relacionado la infertilidad masculina con una disminución de la motilidad de los espermatozoides, lo que parece estar causado por un aumento de especies reactivas, sobre todo de H_2O_2. Este puede ser reducido por acción de la CAT, lo cual se propone como posible tratamiento en estos casos.

Alzheimer

Se han realizado estudios que plantean la inducción de proteínas del shock térmico (HSP) como responsables de enfermedades neurodegenerativas como la enfermedad de

Alzheimer. La síntesis de HSP es inducida por las EROS y se observa que una exposición a éstas en presencia de enzimas antioxidantes como la CAT y las SOD, mejora la supervivencia de las células y disminuye la inducción de HSP.

Cáncer

En relación con las afecciones tumorales se ha encontrado en pacientes con tumores del tracto gastrointestinal un aumento de la actividad de CAT en los estadios iniciales del proceso. Esta actividad disminuía y llegaba a ser mínima en estadios de metástasis diseminada y caquexia.

Otros estudios con modelos experimentales han mostrado el importante papel que juegan las EROS en la invasión tumoral y las metástasis, y se ha observado que la administración de CAT podía inhibir la formación de metástasis.

Diabetes

La actividad de las enzimas con propiedades antioxidantes también ha sido estudiada en modelos experimentales animales de enfermedades metabólicas como la diabetes mellitus, donde se han encontrado disminuidas las SOD y la CAT, disminución que podía ser prevenida por la administración de insulina.

En resumen, la enzima Catalasa (CAT) y el superóxido dismutasa (SOD), se pueden aplicar en:
Insuficiencia renal crónica
Lesiones hemorrágicas en la mucosa intestinal
Trasplantes cardíacos
Quemaduras severas
Disfunción hepática
Infertilidad masculina
Enfermedad de Alzheimer
Tumores del tracto gastrointestinal
Metástasis

COENZIMA A

La coenzima A o CoA es una vitamina conocida como ácido pantoténico (vitamina B5), un dipéptido formado por β-alanina unida al ácido dihidroxidimetilbutírico
En 1930 se descubrió una enfermedad carencial con síntomas similares a la pelagra en pollos alimentados con una dieta muy restringida y un año después Williams y sus colaboradores aislaron primeramente en tejidos animales y posteriormente en la levadura, un factor al que llamaron "pantoténico" y que actuaba eficazmente en numerosas dermatitis. Posteriormente, en 1940, se consiguió aislar también en el hígado y a partir del aminoácido alanina se consiguió su fórmula: C9 H17 05 N.

Acetil coenzima A
Se trata de un cofactor importante que participa en multitud de procesos enzimáticos. Está compuesta por ácido pantoténico (vitamina del grupo B), b-mercaptoetilamina y una molécula de ADP.
Para que las células puedan aprovechar las sustancias en sus distintas funciones deben primero degradarlas. Los procesos de degradación, o catabólicos, ocurren en tres etapas; en la primera, se rompen las grandes moléculas en sus componentes más sencillos, las proteínas en aminoácidos, los carbohidratos en azúcares sencillos y las grasas en ácidos grasos. Esta degradación de las moléculas grandes libera energía que se disipa en parte en forma de calor. En una segunda etapa, estas pequeñas moléculas son a su vez degradadas para formar moléculas todavía más pequeñas, con la posibilidad de obtener energía útil para la célula. Estas moléculas pequeñas son el piruvato y la acetil coenzima A; el piruvato también a su vez se transforma en acetil coenzima A.

La Acetil Coenzima A, una llave implicada en el metabolismo de las grasas y carbohidratos, es secuencialmente transformada en moléculas de lípidos que son almacenados en las células grasas (adipocitos) repartidos por todo el organismo.

La fuente del colesterol endógeno es el ácido acético proveniente de la Acetil Coenzima A, siendo esta el producto de la oxidación de las grasas, carbohidratos y de algunas proteínas. Por lo tanto, todos los macronutrientes son precursores potenciales de la síntesis del colesterol. Entonces, sin temor a equivocarse, hay que admitir que un aumento de carbohidratos en la alimentación incrementa la síntesis de colesterol a partir de Acetil CoA.

COENZIMA B12 (Dibencocide)

La molécula de la B-12 (Cobalamina, cianocobalamina), contiene cobalto y se trata de una sustancia higroscópica cristalina de color rojo, soluble en agua y alcohol, aunque no en acetona o éter. En su forma activa, incluso como hidroxicobalamina, está íntimamente ligada a las proteínas siendo estable a la temperatura ambiente, moderadamente estable a los ácidos y álcalis, y muy sensible a los rayos ultravioleta. Un dato curioso es que incluso la vitamina C la ataca, como también lo hace la B-1, alterando ambas su estabilidad y con mucha más intensidad la nicotinamida. El problema parece estar no tanto en estas vitaminas sino en sus productos de descomposición, lo que obliga a tomar precauciones especiales y no administrar la vitamina B-12 en unión a estos componentes.

Las formas predominantes de la vitamina B12 en la sangre y en otros tejidos, son sus dos formas de coenzima: adenosilcobalamina y metilcobalamina e hidroxicobalamina. Se sabe que las coenzimas de esta vitamina participan en una reacción metabólica de primer orden. Se necesita metilcobalamina para transmetilación de homocisteína en metionina.

Respecto al factor intrínseco, secretado por las células parietales de la mucosa gástrica, parece ser que tiene un punto de unión con la B-12 ayudándola a penetrar mejor a través de las vellosidades intestinales, aunque en el proceso final penetra en la célula en solitario.

En el plasma la encontramos como metilcobalamina e hidroxicobalamina unida ya a proteínas específicas, aunque la mayor parte se concentra en el hígado, eliminándose por bilis y en menor proporción por riñón.

En unión al ácido fólico interviene en la síntesis de las nucleoproteínas y en la del ADN, estando ambas interrelacionadas en la producción de ácidos nucleicos y de ahí la alteración de estos compuestos en las carencias de B-12.

Propiedades

Es constituyente esencial de las proteínas.

Interviene en la síntesis de la colina.

Facilita la formación de creatina y actúa como una reserva energética a nivel del ATP muscular.

Está íntimamente ligada al ácido fólico, siendo necesaria para el suministro de éste a nivel hepático.

Mantiene el glutatión en estado reducido, evitando alteraciones en el metabolismo de los hidratos de carbono.

Interviene en el metabolismo de los lípidos.

Es imprescindible en la actividad del Coenzima A.

Imprescindible en la hematopoyesis y la maduración de la médula espinal.

Es un factor esencial para fijar y distribuir las grasas en los lugares adecuados.

Procedencia

La encontramos en abundancia en el hígado de vaca (60 mcg/100 gr), aunque no puede ser asimilada en estado crudo y la cocción la destruye parcialmente. Por ello la única manera de administrarla son los extractos de hígado o la vitamina química. También aparece en los riñones (30 mcg/100 gr), los arenques (14 mcg/100 gr), el bacalao 0,5 mcg/100 mg), la leche de vaca (0,3 mcg/100 gr) y los huevos (0,4 mcg/unidad). También aparece en cantidades altas en las algas tipo fucus y clorella, siendo esta forma la más utilizada por los vegetarianos para cubrir sus necesidades.

Enfermedades carenciales

La *anemia perniciosa* es la forma clínica más conocida, aunque en la actualidad está más extendida la anemia ferropénica. Las alteraciones clínicas tardan muchos meses en declararse y esto suele ocurrir cuando los niveles sanguíneos descienden de 0,1 mg. La sintomatología comprende cansancio extremo, hipotensión, palidez, alteraciones neurológicas de la médula, psicosis y atrofia óptica. En este sentido, es de destacar la ambliopía del fumador la cual está producida por el cianuro del humo del tabaco, el cual causa una mayor eliminación de B-12. También hay una atrofia de la mucosa gástrica la cual deja de segregar factor intrínseco, lo que impide que las dosis de vitamina B-12, tanto la procedente de alimentos como las terapéuticas, puedan ser absorbidas.

Las dosis terapéuticas deben ser pequeñas, ya que se ha demostrado que cantidades de un miligramo diario provocan cierta dependencia. La forma parenteral se reservará para la coenzima dibencozide, acompañado por extracto hepático total, el cual se ha demostrado que tiene incluso una capacidad antianémica superior a la misma B-12. Una vez lograda la curación, bastarán 30 mcg al mes para consolidar los resultados.

Otras aplicaciones

Como *anabolizante* no hormonal.
Como antialérgica y *analgésica*.

En dosis de 120 mcg diarios repartidos en cuatro veces, se logra una mejoría considerable en el tratamiento de la *poliomielitis*, restableciéndose los reflejos y disminuyendo los dolores y la parálisis. Si las alteraciones ya están sólidamente instauradas, el tratamiento con B-12 determina al cabo de una semana una recuperación del tono muscular, una influencia favorable en la atrofia y un aumento de la energía general.

También es útil en los niños prematuros para estimular el crecimiento y reforzar las defensas, en casos de desnutrición, en el Lupus eritematoso, la psoriasis y las enfermedades infecciosas.

Se ha demostrado también su utilidad en la anorexia, la *polineuritis*, la neuralgia del trigémino, el asma, los reumatismos, las cefaleas, la esclerosis en placas y la *hepatitis*.

Otros estudios demuestran su validez en el *hipertiroidismo* y en las *diarreas nocturnas* de los diabéticos.

COENZIMA Q10

También conocida como ubiquinona, se trata de uno de los elementos más importantes en la producción de energía, estando presente en cantidades significativas en el corazón y el hígado, esencialmente en las mitocondrias, lugar en donde se produce ATP, la molécula encargada de ceder la energía necesaria en todos los procesos celulares. Además, se ha comprobado su gran capacidad antioxidante, capaz de lograr un proceso reversible en los procesos oxidativos anormales, lo que representa un gran potencial terapéutico en las terapias antienvejecimiento, enfermedades malignas y como potenciador del rendimiento deportivo. Sin embargo, la absorción de CoQ10 oral a través del intestino es muy baja, y por ello se ha sugerido que para que tenga valor terapéutico se necesitan altas dosis (1200 mg/por día).

154

Procedencia
Caballa, salmón, sardinas, nueces y carnes.

Propiedades
Durante los periodos de isquemia (falta de oxígeno), como los que ocurren durante un ataque cardíaco, la CoQ10 ha demostrado reducir el daño al tejido cardiaco. La angina de pecho podría ser una buena indicación para esta enzima, al mismo tiempo que mejora la tolerancia al ejercicio en personas con coágulos en las arterias del corazón.
Como coadyuvante en el tratamiento del cáncer de mama, aunque requiere dosis altas.
Para reducir la frecuencia de arritmias cardíacas, mejorar la función ventricular izquierda, y prevenir la deficiencia congestiva cardiaca. Además, la Q10 mantiene la coordinación y la fuerza del corazón.
Estabiliza la tensión arterial sistólica.
Algunos ensayos clínicos muestran un aumento del HDL ("colesterol bueno") y disminución del LDL ("colesterol malo"), aunque no parece impedir el desarrollo de las placas ateroscleróticas en los vasos sanguíneos.
Impide la toxicidad de las antraciclinas, medicamentos que se emplean para tratar el cáncer y que inducen afecciones cardiacas.
Mejora levemente la fecundidad.
Alivia los síntomas del SIDA.
Previene la progresión de la enfermedad de Parkinson si se emplea dosis de 1200 mg/por día.
Para tratar la enfermedad de Huntington (una alteración neurológica degenerativa).
Contribuye a mejorar la salud de las encías y dientes, especialmente si están afectados de periodontitis.
Disminuye los efectos perniciosos de la radioterapia en el cáncer de pulmón.
Parece eficaz para prevenir las jaquecas en unión a la vitamina B2.

Ataxia de Friedreich. Las investigaciones preliminares parecen ser prometedoras en el tratamiento de esta enfermedad.

Varios estudios han demostrado beneficios de la coenzima Q10 en personas con diagnóstico de insuficiencia cardiaca crónica (con o sin cardiomiopatía), incluidos los receptores de transplantes. En algunas partes de Europa, Rusia y Japón, la Q10 se considera una terapia estándar para pacientes con insuficiencia cardiaca congestiva.

A menudo se recomienda la Q10 en pacientes con enfermedades mitocondriales, entre las que se incluyen miopatías, encefalomiopatías y síndrome de Kearns-Sayre.

En las distrofias musculares se han descrito cierto mejoramiento en la capacidad para efectuar ejercicio, en la función cardiaca y sobre todo en la calidad de vida.

Con el paso del tiempo la capacidad de biosíntesis de la coenzima Q10 desciende considerablemente, por lo que en las personas mayores su deficiencia se puede acusar de forma notable si tenemos en cuenta que:

Es capaz de aumentar la energía y la tolerancia ante el esfuerzo.

Mejora la función inmune.

Tiene una potente actividad antioxidante.

Es capaz de actuar frente a los efectos tóxicos de algunos fármacos.

Aplicaciones
Esclerosis lateral amiotrófica, asma, parálisis de Bell, dificultades para respirar, cáncer.

Síndrome de Ménière.

Ataxia cerebral, síndrome de fatiga crónica, enfermedad crónica de obstrucción pulmonar.

Sordera, disminución de la motilidad de los espermatozoides (astenozoospermia idiopática), gingivitis, caída del cabello (alopecia por quimioterapia).

Palpitaciones irregulares del corazón, hepatitis B, colesterol alto, enfermedad corea de Huntington, enfermedad del sistema inmunológico, infertilidad.

Insomnio, insuficiencia renal, inflamación de las piernas (edema), longevidad, enfermedad hepática o agrandamiento del hígado.

En los enfermos de Alzheimer la unión de la coenzima Q10 con el hierro y la vitamina B6 puede minimizar los síntomas de demencia y retrasar de forma progresiva la pérdida de memoria.

Cáncer de pulmón, enfermedad del pulmón, degeneración macular, síndrome de Melas, diabetes melllitus y sordera de herencia materna.

Prolapso de la válvula mitral, nutrición parenteral, obesidad, síndrome Papillon-Lefevre, enfermedad de Parkinson.

Bajo rendimiento físico, prevención del daño muscular causado por las drogas "estatinas" que reducen el colesterol, trastornos psiquiátricos.

Reducción de los intervalos QT, disminución de los efectos secundarios de la droga fenotiazina, disminución de los efectos secundarios de los antidepresivos tricíclicos, úlcera estomacal.

Contraindicaciones

Puede disminuir la eficacia del anticoagulante warfarina.

Puede disminuir la eficacia de doxorubicina, un medicamento empleado para las enfermedades del corazón.

No la use si está embarazada o amamantando.

La Q10 puede bajar los niveles de azúcar en la sangre.

En una ocasión hubo un bajo recuento de plaquetas en la sangre, aunque pudiera ser debido a otras causas.

La Q10 puede reducir la presión arterial.

Se recomienda precaución en las personas con enfermedades hepáticas o que toman medicamentos que pueden causar daño al hígado.

En teoría, la Q10 puede alterar los niveles de las hormonas en la tiroides y los efectos de las drogas para la tiroides como la levotiroxina (Synthroid®), aunque esto no se ha probado en humanos.

G6PD

La glucosa-6-fosfato deshidrogenasa (G6PD) es una enzima presente en los glóbulos rojos y cuya deficiencia ocasiona un cuadro de anemia de tipo hemolítica.

La enzima G6PD cumple funciones protectoras de los glóbulos rojos, encargados de transportar el oxígeno en todo el organismo, al impedir la acumulación excesiva de diversos agentes oxidantes capaces de dañarlos. Cuando una persona con déficit de G6PD ingiere agentes oxidantes como medicamentos con aspirinas, sulfonamidas, antimaláricos, nitrofurantoína, análogos de la vitamina K; alimentos como las habas, tóxicos como la naftalina e incluso en cuadros de tipo infeccioso y febril, los glóbulos rojos sufren una alteración en su forma para finalmente destruirse al circular por el organismo. La consecuencia final es un cuadro de anemia hemolítica, es decir, anemia por destrucción de los glóbulos rojos circulantes en el torrente sanguíneo.

Es una enfermedad de tipo hereditaria que se transmite siguiendo un patrón de tipo recesivo ligado al cromosoma X; predomina en hombres, especialmente de raza negra, aunque algunas mujeres pueden padecerlo. También es más frecuente observarla en personas de origen mediterráneo como italianos, árabes, judíos sefarditas y griegos. Las madres son portadoras del trastorno en el cromosoma X, el cual lo transmiten a sus hijos, pero generalmente no padecen la enfermedad.

La enfermedad es variable entre los diferentes grupos tornándose más leve en los individuos de raza negra. Las manifestaciones clínicas aparecen habitualmente durante las primeras semanas de vida debido a los bajos niveles de otros agentes antioxidantes, como la vitamina E, capaces de compensar el déficit de G6PD. En otros casos se trata de personas sin ninguna manifestación clínica hasta tener contacto con agentes oxidantes y el consecuente desarrollo de una anemia hemolítica.

Pasadas 48 horas de la ingesta del producto desencadenante, aparece el cuadro de anemia con malestar general, fatiga, palidez generalizada, taquicardia y dificultad respiratoria. La orina se torna de color oscuro por degradación de la hemoglobina de los glóbulos rojos y la piel puede tomar una coloración amarillenta. Esta primera fase de crisis dura aproximadamente 8 a 10 días y en forma espontánea y paulatina se normaliza el color de la orina y la piel. De persistir la exposición al producto oxidante, la destrucción de los glóbulos rojos se torna severa con consecuencias fatales en algunos casos.

Las medidas terapéuticas consisten fundamentalmente en el alivio de los síntomas y el tratamiento de las complicaciones que se presenten dependiendo de la magnitud del cuadro.
Lo más importante es corregir la causa, tratar la infección o suprimir el producto desencadenante. En algunos casos, y sobre todo en los casos severos, es necesario realizar transfusiones de sangre. Es de vital importancia que las personas con déficit de G6PD eviten el contacto con los factores desencadenantes del cuadro, sobre todo si se trata de alimentos o medicamentos.

En los recién nacidos se realiza un análisis bioquímico en las primeras horas de vida denominado Tamiz Neonatal Ampliado. El mismo permite detectar precozmente diferentes patologías, entre ellas el déficit de G6PD, permitiendo actuar en consecuencia a modo de evitar precozmente secuelas de severidad.

GLUTATIÓN REDUCIDO

El glutatión reducido (GSH) es un tripéptido (ácido glutámico, cisteína, glicina) que se encuentra presente en elevadas concentraciones dentro del eritrocito. Su función fundamental es proteger a la célula contra la acción de agentes oxidantes endógenos y exógenos, así como mantener la estabilidad de la membrana. También participa en el mantenimiento de la estructura de la hemoglobina, en la síntesis de proteínas en los reticulocitos, así como preserva la integridad de algunas enzimas y proteínas de la membrana. En lo que respecta al sistema inmune, algunas funciones de las células T pueden ser potenciadas en vivo mediante la administración de GSH.

El glutatión es liberado por el hígado al plasma sanguíneo y a la bilis. El glutatión plasmático es usado por muchos tejidos (p.ej. riñón, pulmón, cerebro); sin embargo el glutatión en sí mismo no es significativamente transportado a la mayoría de las células de estos tejidos, sino que es descompuesto por las g-glutamil transpeptidasa y dipeptidasa insertas en la membrana, y los productos de la descomposición son transportados y utilizados para la síntesis de glutatión. Los niveles de glutatión intracelular pueden ser incrementados mediante la administración de ésteres de glutatión, los cuales (en contraste con el glutatión) son bien transportados al interior de muchos tipos de células y divididos para formar glutatión.

El glutatión protege a los túbulos renales frente a una injuria hipóxica y puede atenuar el efecto del ácido málico sobre la función de los túbulos renales que ocurre por inhibición de la bomba sodio-potasio.

El glutatión reducido tiene un importante rol en el acoplamiento de la secreción de insulina inducida por la glucosa; su disminución produce una menor secreción de insulina por las células de Langerhans del páncreas. La glucosa favorece el incremento del glutatión reducido favoreciendo la liberación de insulina, en cambio, la administración de insulina disminuye los niveles de glutatión reducido. La administración exógena de glutatión reducido puede favorecer la secreción de insulina, cuando la elevación de la hormona inducida por la glucosa favorezca una reducción de glutatión reducido.

La deficiencia de GSH produce un cuadro de anemia hemolítica de intensidad variable.

Se emplea para la prevención y tratamiento de las cataratas, hepatopatías en general, eficaz antioxidante, tratamiento del cáncer y energético muscular.

NADH (DESHIDROGENASA)

5-nicotinamida adenina dinucleótido

EL NADH (5-nicotinamida adenina dinucleótido), derivado del ácido nicotínico (vitamina del grupo B), es una sustancia natural presente en todos los organismos vivos a la que también se conoce como coenzima I. Ha llegado a atribuirse su presencia en más de un millar de funciones bioquímicas, además de estar considerado el antioxidante más eficaz conocido.

Propiedades
Aumentar la producción de energía celular (cada molécula de NADH produce 3 moléculas de ATP). Intervenir en la regulación celular y reparación del ADN.

Potenciar el sistema inmunitario (aumenta de forma especialmente notable la Interleukina-6).

Es un potentísimo antioxidante. Actúa regenerando los antioxidantes naturales de nuestro organismo. Estimula la biosíntesis de la dopamina, la adrenalina y la noradrenalina. Tiene un efecto positivo sobre las funciones fisiológicas como la fuerza, el movimiento, la coordinación, el estado de alerta, las funciones cognitivas, el estado anímico, el deseo sexual y la secreción de la hormona de crecimiento.

Protege contra los efectos dañinos del alcohol (el NADH interviene en la enzima alcohol deshidrogenasa, presente en la metabolización del alcohol).

Protege contra la toxicidad del Azatimidina (AZT), fármaco que se usa en enfermos de Sida. El NADH ayuda a minimizar los efectos negativos provocados por el AZT, como son la debilitación de las células musculares, la alteración funcional de las mitocondrias y la reducción de la producción y actividad de la NADH citocromo C reductasa.

En resumen, una de sus principales funciones es la producción de energía en la célula. Y es que cuanto más NADH libre haya en la célula, mayor energía puede producir ésta. Conviene saber, sin embargo, que aunque existe NADH en todos los alimentos éste se destruye al cocerlos o freírlos. Es más, incluso al ingerir alimentos crudos su nivel de absorción es bajo debido a que el ácido estomacal lo degrada. De ahí que la manera de asegurarse de que la incorporamos a nuestro organismo sea tomarla en forma de pellest (microglóbulos gastrorresistentes).

Procedencia

El NADH se encuentra en el tejido muscular del pescado, el pollo y la carne de res, así como en los productos alimentarios hechos con levadura. Sin embargo, se desconoce si el organismo puede absorber o usar de manera eficiente el NADH de estos alimentos. También está disponible como suplemento nutricional.

El NADH parece ser una molécula químicamente inestable que se descompone rápidamente. Por este motivo, se han desarrollado técnicas para estabilizar el NADH que se vende en comprimidos. En la actualidad, se desconoce cuáles de los productos de NADH comercialmente disponibles son los más eficaces.

En estudios de investigación se han usado 10 mg al día, tomados sólo con agua y con el estómago vacío.

Aplicaciones

La mejora atlética (al aumentar el transporte de oxígeno a los tejidos, disminuir el tiempo de reacción y mejorar la agudeza mental y la capacidad de alerta). El NADH aumenta la energía atravesando la membrana celular y alcanzando el citoplasma de la célula dando como resultado un aumento de energía en forma de ATP.

Al incrementar la producción de ATP en la célula y estimular la biosíntesis de dopamina permite combatir las alteraciones funcionales del cerebro y la somnolencia provocada por el jet-lag (alteración del reloj interno por cambios bruscos de horario).

Personas tratadas con NADH obtuvieron muy buenos resultados en pruebas o exámenes cognitivos, en la mejora del estado de ánimo y en disminuir la somnolencia.

Potencia la memoria (está constatado que el aumento de dopamina, adrenalina y noradrenalina incrementan las funciones cognitivas).

Posee un efecto antienvejecimiento. Debido a su potente acción antioxidante y a su intervención para reparar el ADN, una mayor cantidad de NADH protege frente a enfermedades degenerativas como la arteriosclerosis, el cáncer, la diabetes y las enfermedades autoinmunes, entre otras.

Síndrome de fatiga crónica (SFC).

Depresión.

Parkinson.

Alzheimer.

SUPERÓXIDO DISMUTASA (SOD)

Tal vez el componente más crítico de nuestro cuerpo que es susceptible al ataque de los radicales libres es el propio plano de nuestra existencia genética: el ácido desoxirribonucléico.

Se estima que los radicales libres atacan al ADN aproximadamente 100.000 veces por célula cada día.

Una de las enzimas antioxidantes más importante es la superóxido dismutasa o SOD. La SOD es verdaderamente el mecanismo maestro de defensa de las células para atrapar a los radicales libres y prevenir las enfermedades.

La superóxido dismutasa ha provocado un gran interés por parte de los investigadores médicos desde su descubrimiento en 1968. Primero se utilizó en forma inyectable para tratar la artritis en adultos y problemas respiratorios en los infantes y para servir como una terapia coadyuvante en el tratamiento del cáncer.

Una mutasa es un tipo de enzima que inicia la reorganización de los átomos en una molécula, y la función primaria de la SOD es convertir al radical libre superóxido (O2) en peróxido de hidrógeno, un radical libre menos dañino. Entre los radicales libres, el superóxido es el más poderoso y peligroso. Esto es debido a que su estructura química requiere 3 electrones para reequilibrarse. Cuando arrebata esos 3 electrones de otras moléculas, se crea un desequilibrio aún mayor que cuando hay un desequilibrio convencional producido por un solo electrón. También tiende a reequilibrarse así mismo más rápidamente creando más superóxidos con el potencial de causar mucho más daño.

La especie de oxígeno reactivo (ROS) ha sido asociada con toda clase de enfermedades degenerativas, artritis, cáncer, la enfermedad de Alzheimer y la enfermedad de Parkinson. Además el superóxido, junto con el óxido nítrico, nos lleva a la generación de peroxinitrito, el cual es principalmente responsable de la muerte de las células. Debido a que el superóxido es tan potencialmente dañino, la SOD existe en 2 formas en la célula: en las mitocondrias, las cuales son las estructuras productoras de energía de la célula, en donde la SOD está presente como una enzima que contiene manganeso; y en el citoplasma de la célula, donde el cobre y el zinc son los metales principales encontrados en la estructura de la SOD. La presencia de la SOD en ambos lugares, en la mitocondria y el citoplasma, asegura que mucho del superóxido sea convertido en peróxido de hidrógeno. Mientras en el pasado se usaron fuentes bovinas para obtener SOD inyectable hoy tenemos la SOD/gliadina: la primera fuente oralmente accesible y vegetariana de la SOD y un avance revolucionario en el desarrollo nutracéutico.

Aplicaciones

Artritis
Varios estudios apoyan la idea de que los radicales libres contribuyen al daño en las articulaciones encontrado en la artritis. Al reducir los niveles de radicales libres, la SOD puede retrasar el desarrollo y el progreso de la *artritis*.
Un estudio describe el proceso mecánico de cómo se producen los radicales libres en las articulaciones en la artritis. Las articulaciones sanas se mueven libremente y obtienen el flujo de la circulación adecuada. Pero en la artritis, la presión de la cavidad articular se eleva por la inflamación, hasta tal punto que el movimiento normal puede realmente colapsar a los capilares y a otros vasos sanguíneos pequeños. Esto nos lleva a una lesión llamada hipoxia o sea una falta de oxígeno en el tejido. La investigación ha demostrado que la hipoxia induce la producción de radicales libres ROS. Esta producción de radicales libres adicionales a su vez estimula una respuesta inmunológica, exacerbando y repitiendo el daño. La SOD puede reducir ambos parámetros. En pocas palabras, la SOD produce alivio a largo plazo en la artritis.

Asma
Aunque no se conocen las causas exactas del *asma*, la investigación ha sugerido que ciertos radicales libres ROS, incluyendo el superóxido, pueden dañar al tejido pulmonar y

llevarnos a problemas asmáticos. Además, la ROS exacerba los síntomas del asma y el daño acumulativo del tejido causado por los radicales libres ROS puede llevarnos a que empeore. Los estudios han demostrado que cuando las células en la superficie de la mucosa de los pulmones y los bronquios se inflama por irritantes tales como el humo del cigarro o alguna enfermedad, tienden a aumentar la producción de radicales libres ROS. La sobre producción de radicales libres ROS está relacionada con algunos de los síntomas más dramáticos del asma, tales como la constricción bronquial y la inflamación de las vías aéreas.

Un estudio hace algunos años sugiere que la SOD complementaria puede contrarrestar el daño tisular relacionado con el peróxido y al final prevenir enfermedades pulmonares crónicas y otros problemas relacionados con la deficiencia respiratoria tales como el asma.

La mayoría de los estudios clínicos generalmente encuentran que los signos del estrés oxidativo -incluyendo la producción de radicales libres ROS y sus efectos perjudiciales- son más altos en las personas con asma que sin asma. En un estudio que se publicó en American Journal of Respiratory and Critical Care, se examinaron 44 personas desde sanos hasta severamente asmáticos, para determinar su grado de estrés oxidativo. Los investigadores midieron la cantidad de cierta sustancia que indica los niveles altos de estrés oxidativo y encontraron que mientras el asma es peor, el marcador de estrés oxidativo también es más alto. Esto sugiere que la actividad más alta de los radicales libres está asociada con asma severa y además los antioxidantes como la SOD pueden ayudar a aliviar algunos de los síntomas del asma.

En un estudio publicado en The Lancet, los investigadores encontraron que inmediatamente después de un ataque de asma, los niveles de la SOD en el paciente asmático estaban significativamente más bajos que en los individuos de control. La fuerte relación entre los niveles más bajos de la SOD y la actividad de los síntomas del asma en estos pacientes sugiere que la SOD podría ser una defensa de primera línea contra los ataques del asma y que al restaurar los niveles de la SOD se podría proteger al tejido pulmonar del daño oxidativo.

El objetivo de un estudio publicado en Free Radical Biology and Medicine fue demostrar que los niveles de la SOD podrían ser un indicador fuerte de la inflamación que caracteriza al asma. Después de estudiar a 21 pacientes asmáticos y de 17 controles, los investigadores encontraron que no solamente había niveles más bajos de la SOD en los asmáticos sino también un incremento de ROS en sus pulmones, lo que contribuyó a niveles aumentados de daño en el epitelio de los pulmones.

En otro estudio clínico se examinaron 25 pacientes y se encontró que los pacientes asmáticos tenían niveles más bajos de la SOD que los individuos sanos. Esto implica que los niveles inferiores de la SOD realmente pueden contribuir a causar asma. En otro investigación reciente se demostró que los monocitos en los pacientes asmáticos liberan más superóxido que aquellos en los individuos de control, aumentando de esta manera la probabilidad de un daño tisular.

Cáncer

Una de las principales causas del cáncer es la genética. Eso no significa que si uno de nuestros padres tuvo cáncer, estamos condenados a sufrirlo, aunque tendremos mayor riesgo que si no tuviéramos una historia familiar de cáncer. Al decir que la causa del cáncer es la genética, significa que la malignidad se origina por un gen. Una vez que un gen que normalmente es responsable de producir células sanas, muta y empieza a producir células enfermas, denominándose oncogen. Ese gen dañado estimula el crecimiento rápido e incontrolado de células cancerosas. Otra clase de genes llamados genes supresores de tumor se dedica a prevenir crecimientos malignos en el cuerpo. La tarea de estos genes es detener la reproducción de estas células con estructuras de ADN anormales. Pero si los genes supresores de tumor se dañan por los radicales libres, puede que sean incapaces de detener el crecimiento celular irregular, lo cual puede entonces dejar a nuestro cuerpo indefenso.

La SOD puede inhibir la metástasis, retrasar el crecimiento tumoral y prevenir el daño celular inicial que puede llevarnos al cáncer. Además, la SOD puede ayudar a proteger y reparar el tejido sano que es dañado por los tratamientos de quimioterapia y radioterapia.

Algunos estudios han demostrado que la SOD no solamente inhibe la propagación de los tumores sino que, además, cuando se combina con la quimioterapia la hace más efectiva. Por otro lado, la evidencia muestra que la SOD reduce la efectividad de ciertas sustancias químicas que son responsables de la reproducción de los genes dañados que pueden llevarnos a la generación de células malignas.

Inclusive una sola exposición a la radiación UV puede causar una disminución importante en la SOD antioxidante hasta por 72 horas después de dicha exposición. Un estudio clínico asegura que la SOD no sólo puede prevenir el cáncer de la piel y otras enfermedades dermatológicas, sino que puede realmente aumentar la capacidad del cuerpo para producir más SOD. En un estudio clínico de pacientes con cáncer tratados con radiación se demostró que la SOD ayuda a aliviar -y a veces hasta revertir- la fibrosis inducida por la radiación. Lo mismo se demostró en otro estudio con relación a la quimioterapia. En nuestras investigaciones hemos logrado constatar que los niveles inferiores de la SOD están asociados con tumores agresivos y metales tóxicos.

La SOD es una de las defensas importantes preliminares contra la invasión y la propagación del cáncer en los leucocitos y mejora las acciones de otros medicamentos anticancerosos.

Algunos ensayos clínicos sugieren una relación directa entre los niveles de la SOD y la incidencia de cáncer.

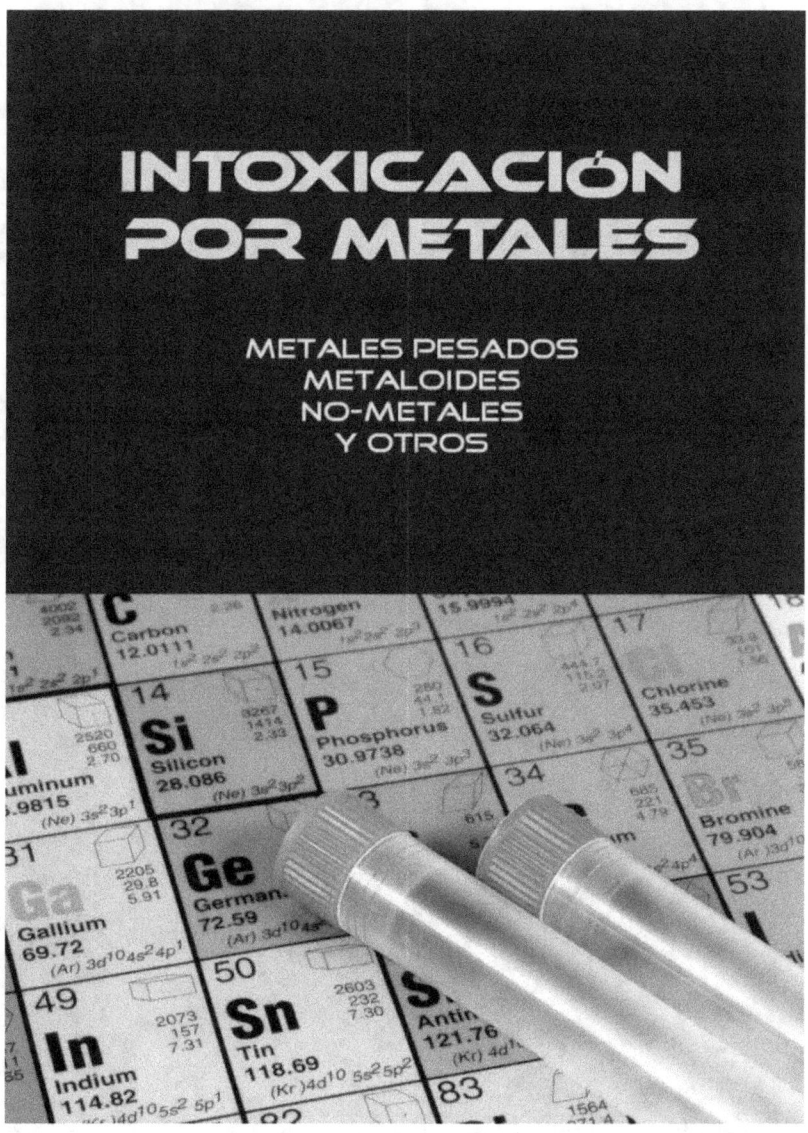

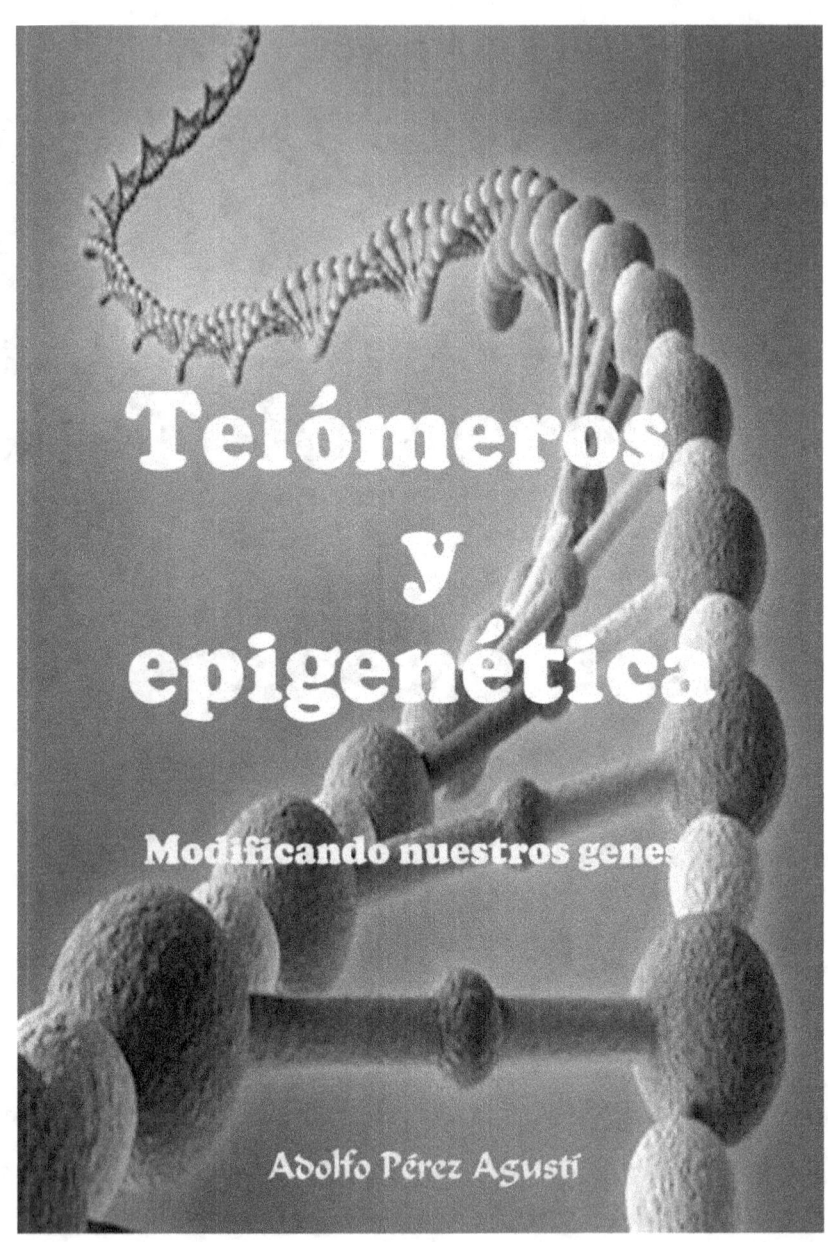

Telómeros y epigenética

Modificando nuestros genes

Adolfo Pérez Agustí

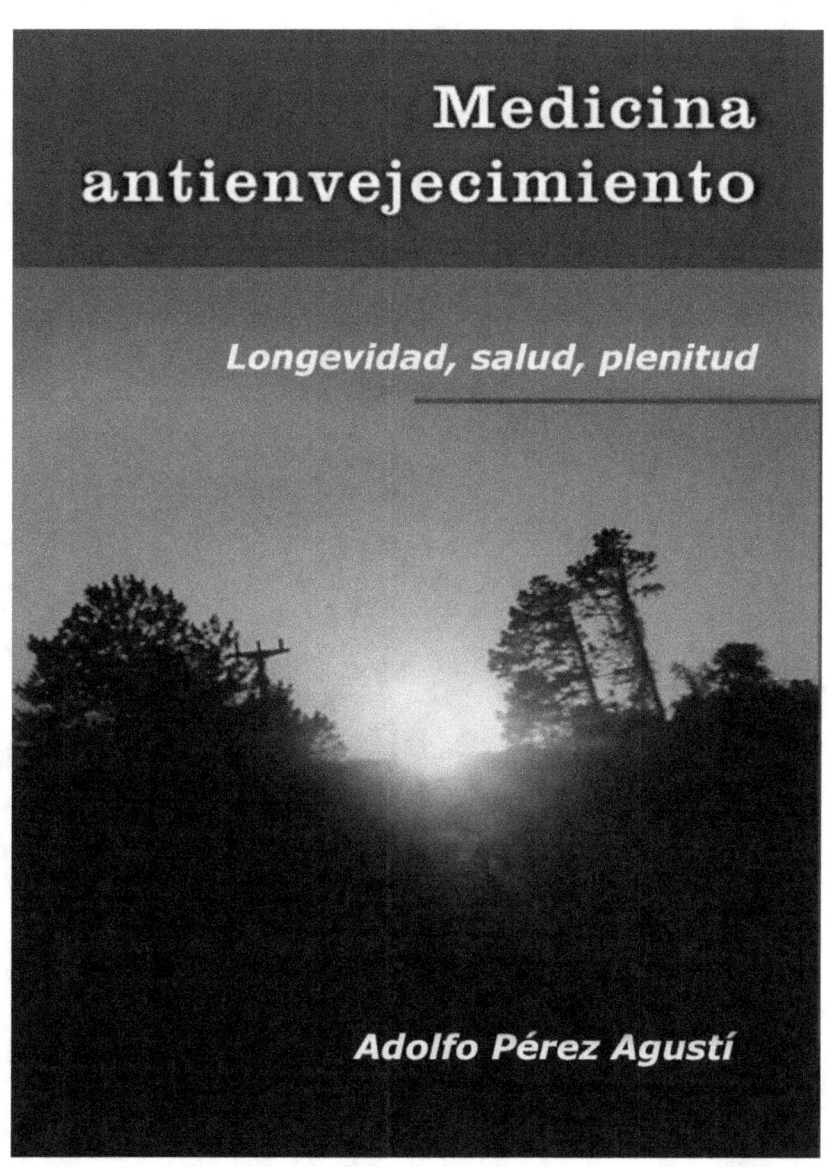

Medicina antienvejecimiento

Longevidad, salud, plenitud

Adolfo Pérez Agustí

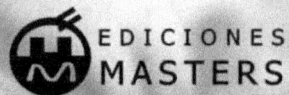

SALUD, VIDA Y DEPORTE

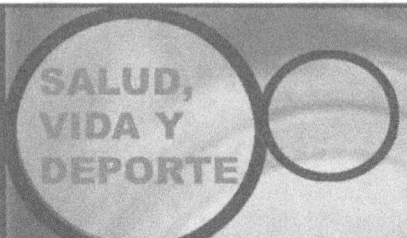

Adolfo Pérez Agustí

LECHE Y FLÚOR

DOS VENENOS A NUESTRO ALCANCE

*Este libro no está descremado
ni pasteurizado, ni enriquecido con flúor*

Adolfo Pérez Agustí

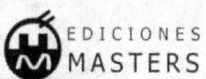
EDICIONES
MASTERS

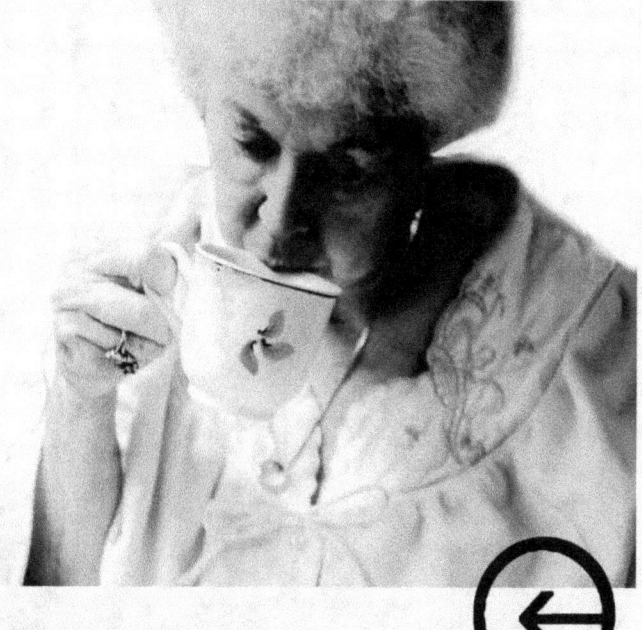

Cómo ser
experto en...
Cuidar ancianos

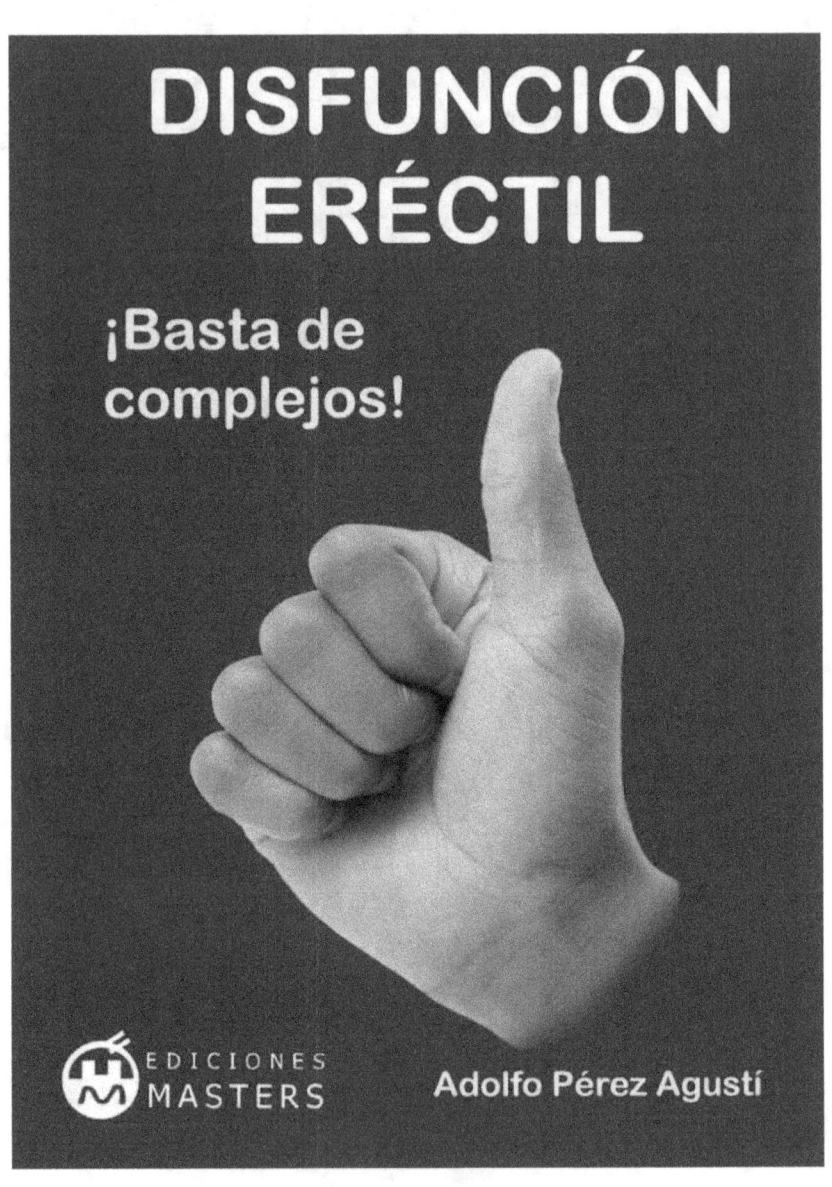

www.ingramcontent.com/pod-product-compliance
Lightning Source LLC
Chambersburg PA
CBHW070909290526
45795CB00001B/256